동의 보감에 의한

체험 당뇨병
정확히 치료하기
79가지 비법

편 저 대한건강증진치료연구회

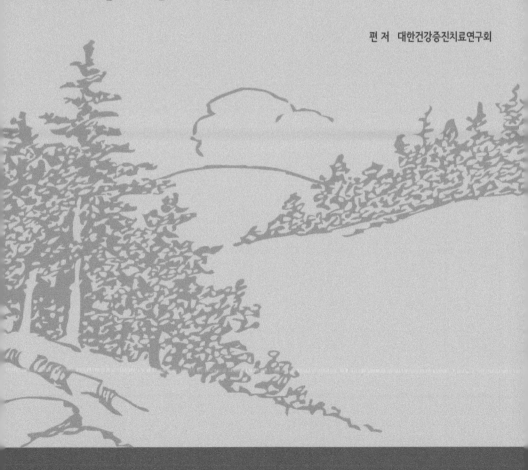

 법문북스

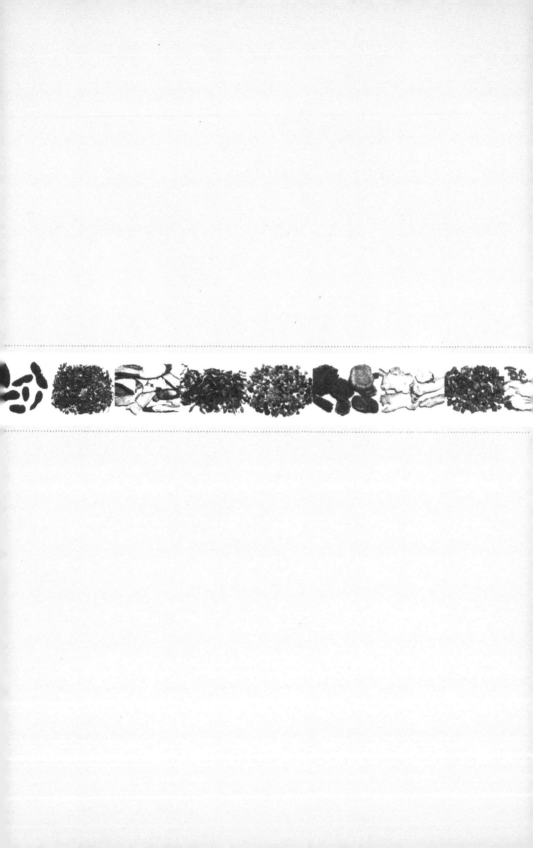

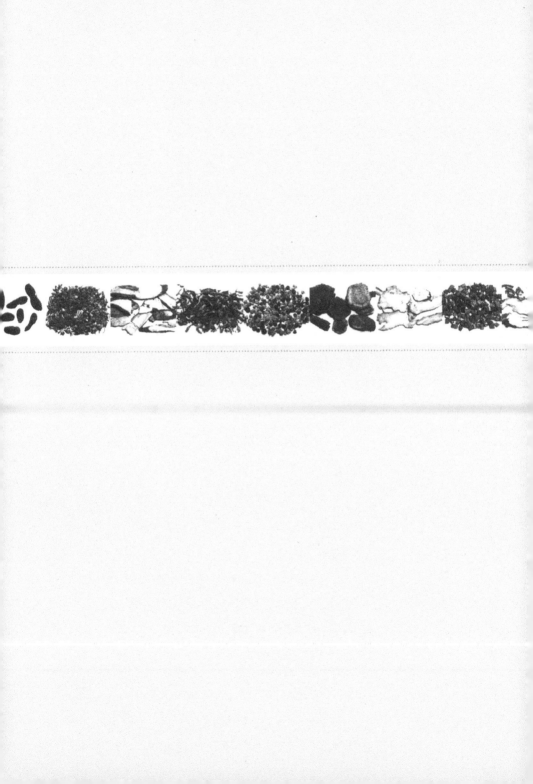

체험으로 **당뇨**를 고친

동의보감민간요법

79가지

전래 동의보감 민간요법으로 당뇨를 치료한다.

아래의 방법들은 우리 민족이 오랜 세월 민간요법으로 많이 이용되어오던 것들입니다. 한마디로 몸 안의 갖가지 독을 풀고 더러운 것을 없애며, 체력을 크게 북돋우고 항암효과가 높으면서도 부작용이 전혀 없으며, 출혈, 기침, 복수가 차는 것 등의 여러가지 부수적인 증상을 치료하는데 큰 도움을 준다고 하여 지금까지 많은 당뇨병 환자들이 사용하고 있은 민간방법들을 선별하여 만든 것입니다.

따라서 아래의 자료들은 인터넷을 비롯한 각종 전문서적 등에서 찾아낸 자료들입니다. 당뇨로 고생하시는 환자들에게 조금이나마 도움이 되었으면 하는 바램입니다.

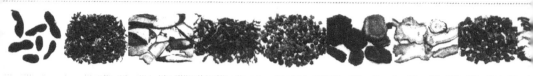

| 차례 |

당뇨의 동의보감 민간요법

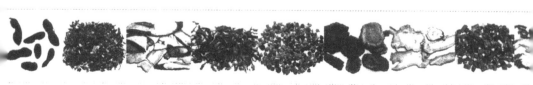

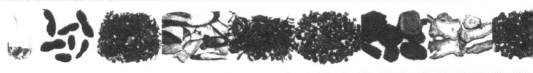

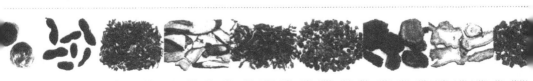

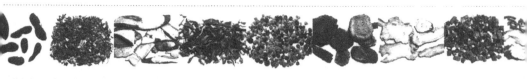

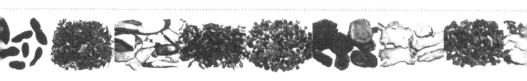

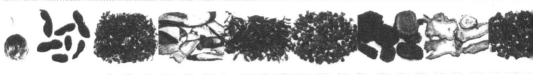

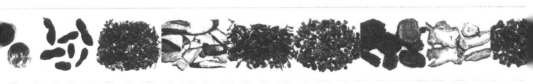

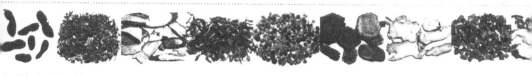

한방의 당뇨병 치료제

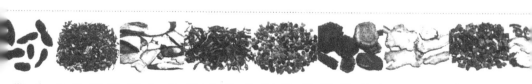

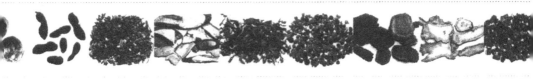

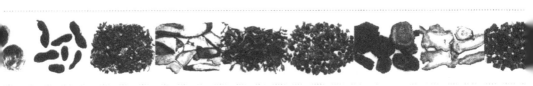

체험으로 당뇨를 고친
동의보감 민간요법 79가지

당뇨의
동의보감 민간요법

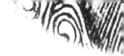

당뇨의 혈당을 낮추는데 좋은 마늘

적당한 물에 마늘 250g을 넣어 물이 완전히 증발되도록 1시간 정도 끓입니다. 마늘이 흐물흐물해지면 계란노른자 1개를 넣고 함께 으깹니다. 그런 다음에 녹말가루로 동그랗게 환을 만들어 복용하면 됩니다.

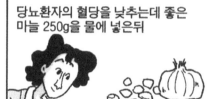

당뇨환자의 혈당을 낮추는데 좋은 마늘 250g을 물에 넣은뒤

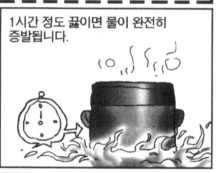

1시간 정도 끓이면 물이 완전히 증발됩니다.

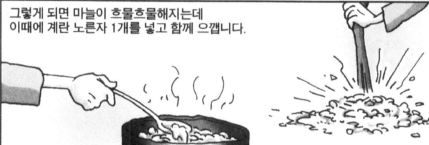

그렇게 되면 마늘이 흐물흐물해지는데 이때에 계란 노른자 1개를 넣고 함께 으깹니다.

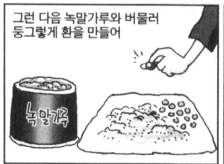

그런 다음 녹말가루와 버물러 둥그렇게 환을 만들어

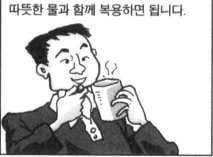

따뜻한 물과 함께 복용하면 됩니다.

당뇨의 혈당을 낮추는데 좋은 석고

물 한사발에다가 석고 40g과 입쌀 한 홉을 넣어서 충분히 달인 다음 찌꺼기는 짜서 버리고 액만 하루에 3번 식전에 복용하면 됩니다.

혈당을 낮추는데 석고도 매우 좋습니다.

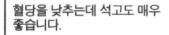

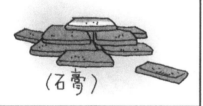

입쌀 1홉을 넣어서 충분히 달인 다음

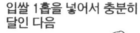

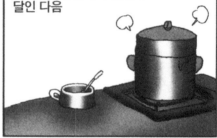

천으로 꽉 짜면 석고와 입쌀의 액이 나오는데 찌꺼기는 버리고

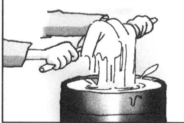

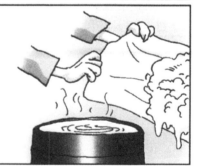

석고와 입쌀의 액을 하루에 3번

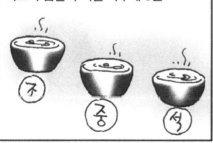

식전에 마시면 좋습니다.

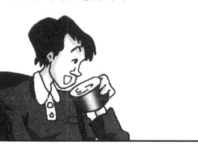

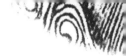

당뇨의 혈당을 낮추는데 좋은 머루

물 1사발에다가 물이 어른 머루덩굴 30g을 넣어서 충분히 달인 다음 찌꺼기는 짜서 버리고 하루 3번 식전에 복용하면 되는데, 15~20일 간 계속해서 복용하면 효과가 있습니다. 머루는 포도과의 낙엽덩굴 나무입니다. 왕머루와 비슷하지만 잎 뒷면에 붉은색을 띤 갈색털이 있으며 흑자색의 열매가 달립니다.

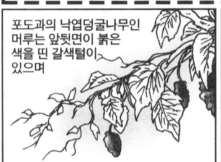

포도과의 낙엽덩굴나무인 머루는 앞뒷면이 붉은 색을 띤 갈색털이 있으며

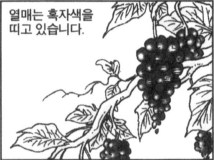

열매는 흑자색을 띠고 있습니다.

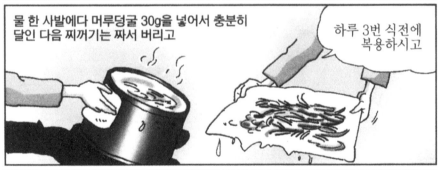

물 한 사발에다 머루덩굴 30g을 넣어서 충분히 달인 다음 찌꺼기는 짜서 버리고

하루 3번 식전에 복용하시고

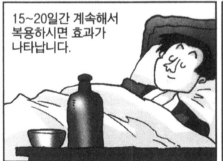

15~20일간 계속해서 복용하시면 효과가 나타납니다.

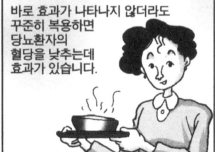

바로 효과가 나타나지 않더라도 꾸준히 복용하면 당뇨환자의 혈당을 낮추는데 효과가 있습니다.

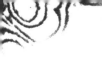

당뇨의 혈당을 낮추는데 좋은 누에똥

누에똥을 노르스름하게 되도록 볶아서 곱게 가루로 만든 다음 한번에 2g씩 하루 3번 식후에 복용하면 됩니다.

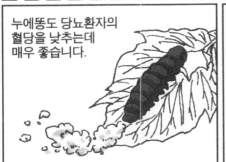

누에똥도 당뇨환자의 혈당을 낮추는데 매우 좋습니다.

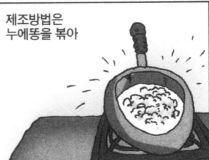

제조방법은 누에똥을 볶아

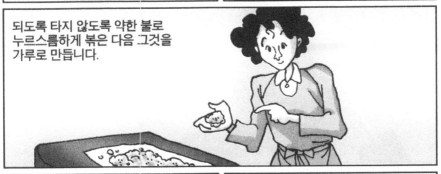

되도록 타지 않도록 약한 불로 누르스름하게 볶은 다음 그것을 가루로 만듭니다.

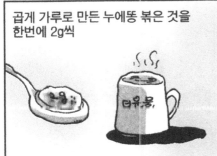

곱게 가루로 만든 누에똥 볶은 것을 한번에 2g씩

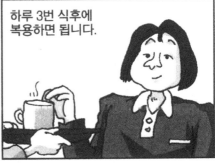

하루 3번 식후에 복용하면 됩니다.

당뇨병으로 몸이 쇠약해졌을 때 효과가 있는 토끼

산토끼나 집토끼의 간을 생것으로 하루에 1개씩 아침 식전에 복용하면 됩니다. 이밖에 토끼의 고기를 먹는 것도 좋습니다.

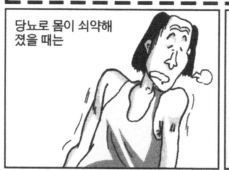

당뇨로 몸이 쇠약해 졌을 때는

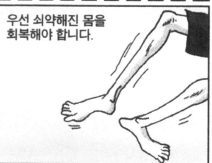

우선 쇠약해진 몸을 회복해야 합니다.

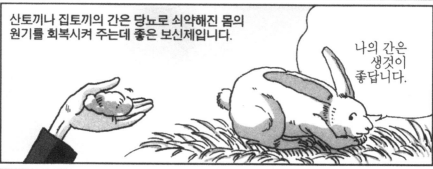

산토끼나 집토끼의 간은 당뇨로 쇠약해진 몸의 원기를 회복시켜 주는데 좋은 보신제입니다.

나의 간은 생것이 좋답니다.

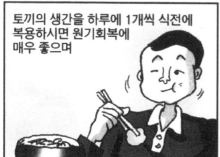

토끼의 생간을 하루에 1개씩 식전에 복용하시면 원기회복에 매우 좋으며

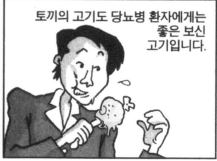

토끼의 고기도 당뇨병 환자에게는 좋은 보신 고기입니다.

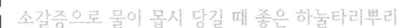

소갈증으로 물이 몹시 당길 때 좋은 하눌타리뿌리

하눌타리뿌리는 초겨울에, 칡뿌리는 초여름에 채취하여 햇볕에 말려서 곱게 가루를 만들어 반반씩 잘 섞어서 한번에 2g씩 하루에 3번 따뜻한 물에 타서 식전에 복용하면 됩니다.

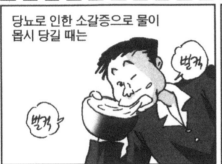

당뇨로 인한 소갈증으로 물이 몹시 당길 때는

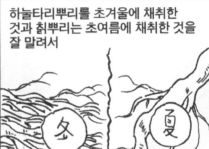

하눌타리뿌리를 초겨울에 채취한 것과 칡뿌리는 초여름에 채취한 것을 잘 말려서

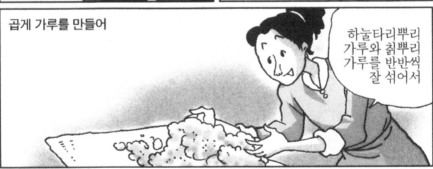

곱게 가루를 만들어

하눌타리뿌리 가루와 칡뿌리 가루를 반반씩 잘 섞어서

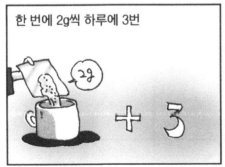

한 번에 2g씩 하루에 3번

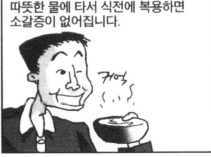

따뜻한 물에 타서 식전에 복용하면 소갈증이 없어집니다.

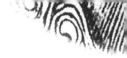

10일만에 당이 멈추는 삼백초와 황련

삼백초 15g과 약간의 황련을 넣어 진하게 달여서 식전 30~60분 전에 하루에 3번 복용하시면 됩니다.

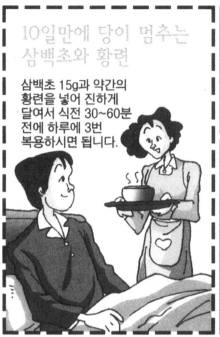

황련을 넣는 것은 위를 보호하기 위한 것입니다.

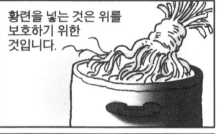

이렇게 하여 10일만에 당이 그친 실례가 있습니다.

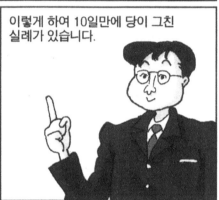

삼백초는 여러해살이 풀로 높이가 50~100cm이며 잎은 어긋나고 흰색의 심장모양을 하고 있습니다.

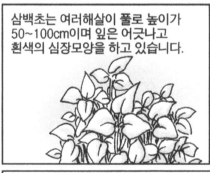

6~8월에 흰색꽃이 피고 열매는 삭과인데 한약재로 사용합니다.

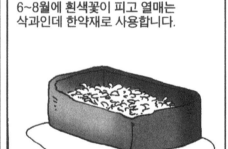

황련은 미나리아재빗과의 여러해살이풀로 높이는 10~30cm이며 이른봄에 오판화가 피며 뿌리는 약용으로 사용되고 있습니다.

당뇨를 치료하기 위한 약초나 식품들의 공통점은 맛이 전부 달다는 것입니다.

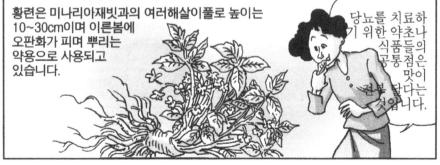

10일만에 당이 멈추는 삼백초와 황련

물에다가 삼백초 15g에 약간의 황련(黃連)을 넣어 진하게 달여서 식사 30~60분전 하루에 3번 복용하면 됩니다. 황련은 위를 보호하기 위한 것인데, 이 방법을 사용하면 10일 만에 당이 그친 실례가 있습니다.

삼백초

삼백초과의 여러해살이풀로. 높이가 50~100cm이며, 잎은 어긋나고 흰색에 심장모양입니다.

6~8월에 흰색꽃이 수상꽃차례로 피고 열매는 삭과인데 약재로 사용됩니다.

황련

미나리아재빗과의 여러해살이풀로 높이는 10~30cm이며, 잎은 뿌리에서 모여 나고 깃 모양 겹잎인데 잎 꼭지가 세 갈래

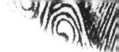

로 갈라집니다. 이른 봄에 흰 오판화가 피며 뿌리는 약용으로 사용됩니다. 산지의 나무그늘에서 자라는데 우리나라 각지에 분포되어 있습니다.

당뇨를 치료하기 위한 약초(당뇨병에 사용되는 식품들의 공통점은 맛이 전부 달다(甘)는 것입니다.

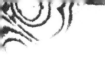

오줌 속의 당을 완화하는데 좋은
두릅나무 뿌리

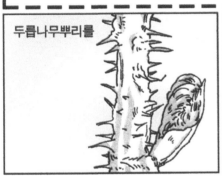

두릅나무뿌리를

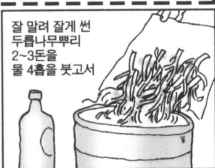

잘 말려 잘게 썬
두릅나무뿌리
2~3돈을
물 4홉을 붓고서

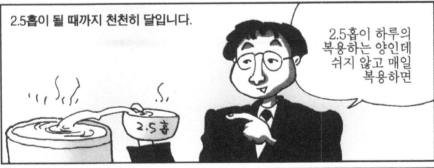

2.5홉이 될 때까지 천천히 달입니다.

2.5홉

2.5홉이 하루의
복용하는 양인데
쉬지 않고 매일
복용하면

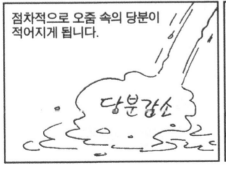

점차적으로 오줌 속의 당분이
적어지게 됩니다.

당분감소

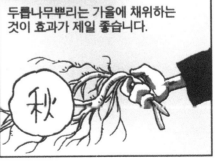

두릅나무뿌리는 가을에 채위하는
것이 효과가 제일 좋습니다.

秋

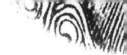

오줌 속의 당을 완화하는데 좋은
두릅나무뿌리

제조방법은 물 4홉에다가 말려서 잘게 썬 두릅나무뿌리 2~3
돈을 넣어서 2.5홉이 될 때까지 천천히 달입니다. 이것을 하루
의 양으로 정해서 쉬지 않고 복용하면 차츰 오줌 속의 당분이
적어집니다. 두릅나무 뿌리는 가을에 캐낸 것이 가장 효력이 높
습니다.

두릅나무

산기슭의 양지쪽이나 골짜기에서 자라는데, 높이가 3~4m이
고 줄기는 갈라지지 않으며 억센 가시가 많습니다. 잎은 어긋나
고 길이가 40~100㎝로 홀수 2회 깃꼴겹잎이며 잎자루와 작은
잎에도 가시가 있습니다. 작은 잎은 넓은 달걀모양 또는 타원상
달걀모양으로 끝이 뾰족하고 밑이 둥글며, 잎 길이가 5~12㎝
에 너비가 2~7㎝로 큰 톱니가 있고 앞면은 녹색이며 뒷면은 회

색입니다. 8~9월에 가지 끝에 길이 30~45cm의 산형꽃차례를 이루고 백색 꽃이 핍니다. 꽃은 양성이거나 수꽃이 섞여있으며 지름은 3㎜정도입니다. 꽃잎, 수술, 암술대는 모두 5개이며 씨방은 하위입니다. 열매는 핵과로 둥글고 10월에 검게 익으며, 종자는 뒷면에 좁쌀같은 돌기가 약간 있으며. 새순은 식용으로 애용되고 있습니다.

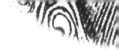

당뇨의 당분을 줄여 주는 무화과열매

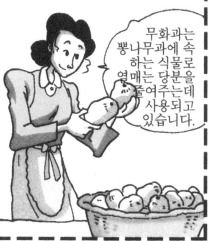

무화과는 뽕나무과에 속하는 식물로 열매는 당분을 줄여주는데 사용되고 있습니다.

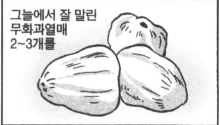

그늘에서 잘 말린 무화과열매 2~3개를

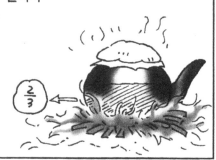

물3홉에 넣고 3분의 2가 되도록 달여서

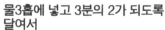

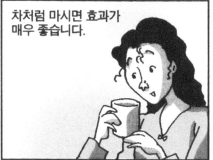

차처럼 마시면 효과가 매우 좋습니다.

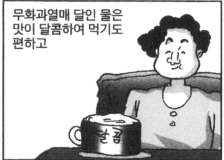

무화과열매 달인 물은 맛이 달콤하여 먹기도 편하고

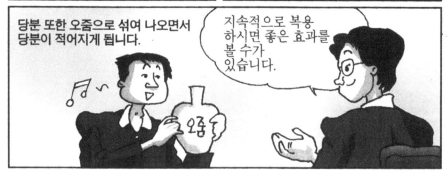

당분 또한 오줌으로 섞여 나오면서 당분이 적어지게 됩니다.

지속적으로 복용 하시면 좋은 효과를 볼 수가 있습니다.

당뇨의 당분을 줄여주는 무화과 열매

　제조방법은 물 3홉에다가 그늘에 말린 무화과열매 2~3개를 넣어 2/3량으로 달여서 차 대신에 복용하면 됩니다. 끓인 물은 달콤하여 먹기에도 편하고 당분 또한 차츰 오줌으로 섞여 나오면서 당분이 적어집니다.

무화과

　뽕나무과의 무화과속에 속하는 식물입니다. 무화과 종류는 약 600여종이 있는데, 관목상이나 바위 등에서 반록성으로 생존하는 형태도 있지만 대부분은 관상 또는 목재용으로 이용되고 있으며, 열대의 상록수이지만 과수로서 재배되는 것은 아열대성의 무화과뿐입니다.

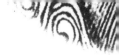

당뇨병의 명약중의 명약 주목나무 껍질과 잎

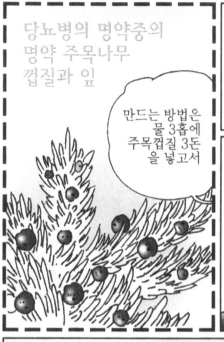

만드는 방법은 물 3홉에 주목껍질 3돈을 넣고서

그 물이 절반이 되게 달여서 차 대신에 1일 3-4회 나누어 복용하시면 됩니다.

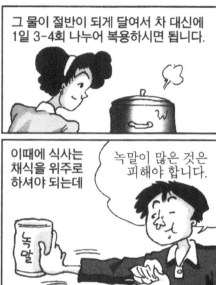

이때에 식사는 채식을 위주로 하셔야 되는데

녹말이 많은 것은 피해야 합니다.

뿐만 아니라 과식을 피하고 설탕과 소금도 줄여야 합니다.

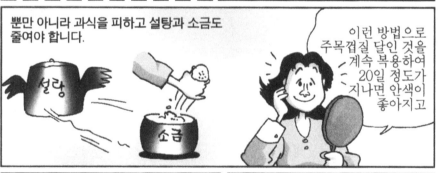

이런 방법으로 주목껍질 달인 것을 계속 복용하여 20일 정도가 지나면 안색이 좋아지고

40여일이 지나면 완쾌되는 놀라운 효과도 볼 수가 있습니다.

주목껍질도 좋지만 가지와 잎도 좋습니다.

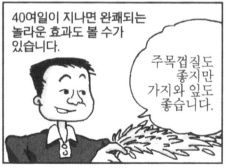

잎은 10g을 하루 분으로 잘 달여서 복용하시면 됩니다.

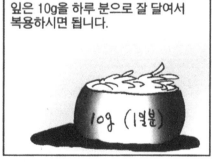

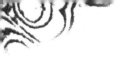

40일에 완쾌되는 당뇨병의 명약
주목나무 껍질과 잎

제조방법은 물 3홉에 벗긴 주목껍질 3돈을 넣는다. 물이 반이 되게 달여서 차대신 하루에 3~4번 나누어 복용하면 됩니다. 이때 식사는 채식위주(녹말이 많은 것은 피한다)로 하면서 과식을 피하고, 설탕을 멀리 하고, 소금도 줄여야 합니다. 주목껍질을 먹기 시작한지 20일경이면 안색이 좋아지고 40일이 지나면 완쾌됩니다. 이처럼 나무껍질도 좋지만 가지와 잎은 더더욱 좋습니다. 잎은 10g을 하루 분으로 정해 달여서 복용하면 됩니다.

주목

주목과의 상록 침엽 교목으로서 태평양주목, 유럽주목, 캐나다 주목, 히말라야주목, 국내자생주목 등이 있습니다. 높이가 15~20m이며 잎이 피침 모양입니다. 4월에 단성화가 피고 열매는 핵과로 9일에 익는데, 기구, 조각, 건축재를 비롯해 붉은빛의 염료로 사용되며 정원수로 재배합니다. Taxol은 주목나무의 잎, 줄기, 뿌리 및 종자 중에 존재하는 물질로 암세포에 항암특성이 있어서 의약품으로 개발되어 시판되고 있으면 1993년에는 난소암 치료용으로 FDA에서 허가되었습니다.

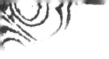

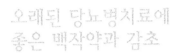
오래된 당뇨병치료에 좋은 백작약과 감초

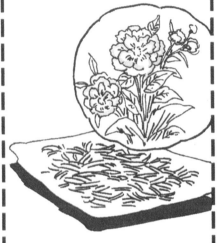

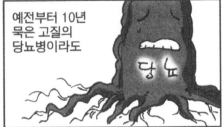
예전부터 10년 묵은 고질의 당뇨병이라도

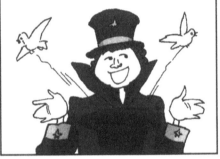
완쾌할 수 있는 방법이 있는데

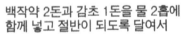
백작약 2돈과 감초 1돈을 물 2홉에 함께 넣고 절반이 되도록 달여서

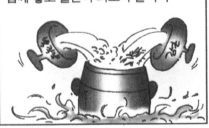

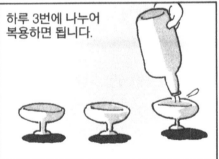
하루 3번에 나누어 복용하면 됩니다.

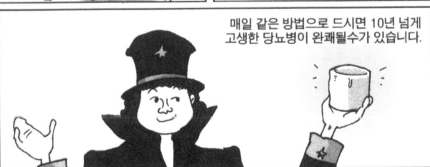
매일 같은 방법으로 드시면 10년 넘게 고생한 당뇨병이 완쾌될수가 있습니다.

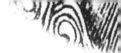

오래된 당뇨병치료에 좋은 백작약과 감초

제조방법은 물 2홉에 백작약 2돈과 감초 1돈을 함께 넣어 반이 되게 달여서 이것을 하루 분으로 정해 3번으로 나누어 복용하면 됩니다. 이것은 예로부터 10년 묵은 고질일지라도 완쾌한다는 방법입니다.

백작약

쌍떡잎식물 미나리아재비목 미나리아재비과의 여러해살이 풀로 강작약이라고도 합니다. 깊은 산에서 자라며 높이가 40~50cm입니다. 뿌리는 굵고 육질이며 밑 부분이 비늘 같은 잎으로 싸여 있는 것이 특징입니다. 잎은 3~4개가 어긋나고 3개씩 2번 갈라지는데, 작은 잎은 긴 타원형이거나 달걀을 거꾸로 세워놓은 모양이고 가장자리는 밋밋하고 털이 없습니다.

꽃은 6월에 흰색으로 피고 지름은 4~5cm이며 원줄기 끝에 1개씩 달립니다. 꽃받침조각은 달걀모양으로 3개, 꽃잎역시 달걀을 거꾸로 세워놓은 모양이고 5~7개입니다. 열매는 골돌과로서 벌어지면 안쪽이 붉고 덜 자란 붉은 종자와 성숙한 검은 종자가 나타납니다.

잎의 뒷면에 털이 난 것이 털백작약, 잎의 뒷면에 털이 나고 암술대가 길게 자라서 뒤로 말리며 꽃이 붉은색인 것을 산작약, 산작약 중에서 잎의 뒷면에 털이 없는 것을 민산작약이라고 합니다. 뿌리를 진통, 진경, 부인병에 사용됩니다.

감초

뿌리가 적갈색으로 땅속 깊이 들어가고 줄기는 모가 져 있는데 1m정도 곧게 자랍니다. 또 흰털이 밀생하여 회백색으로 보이고 선점이 흩어져 있으며, 잎은 어긋나고 홀수깃꼴겹잎입니다. 작은 잎은 7~17개씩이고 달걀모양이며 끝이 뾰족합니다. 작은 잎의 길이는 2~5㎝, 너비가 1~3㎝인데 양면에 흰털과 선점이 있으며 톱니는 없습니다.

꽃은 7~8월에 피는데 길이가 1.4~2.5㎝로 보라색이며, 총상 꽃차례로 잎겨드랑이에 달린다. 꼬투리는 선처럼 가늘고 긴 모양으로 활처럼 굽으며, 신장형의 종자가 6~8개씩 들어있습니다. 뿌리는 단맛이 나서 감미료나 한약재로 사용됩니다.

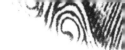

당뇨병의 특효약인 으름덩굴과 감초

제조방법은 물 1홉에 으름덩굴(木通) 2돈과 감초 5돈을 넣어서 물로 반쯤 되게 달여서 이것을 하루 분으로 정해서 몇 번을 나누어 복용하면 당뇨에 특효입니다.

당뇨병의 특효약인
으름덩굴과 감초의

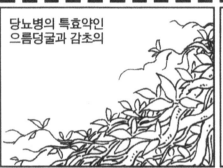

제조방법은 으름덩굴 2돈과
감초 5돈을

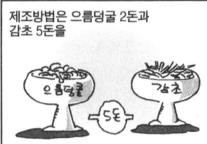

물 한 홉에 넣어서 그 물이 반이 될 때까지
달입니다.

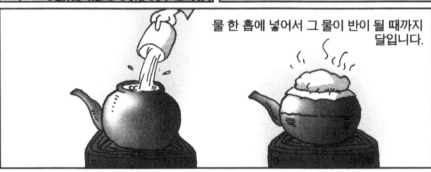

이렇게 달인 분량이
하루 분으로
몇 번에 나누어
복용하면 됩니다.

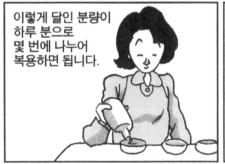

매일 같은 방법으로
장기복용해야
효과가 크다는 것을
잊지 마십시오.

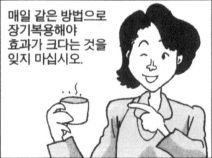

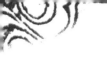

당뇨병에 잘 듣는 향등골나물과 연전초

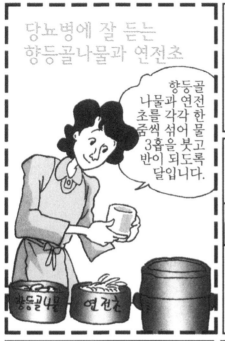

향등골나물과 연전초를 각각 한 줌씩 섞어 물 3홉을 붓고 반이 되도록 달입니다.

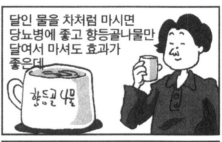

달인 물을 차처럼 마시면 당뇨병에 좋고 향등골나물만 달여서 마셔도 효과가 좋은데

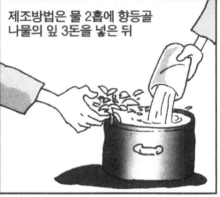

제조방법은 물 2홉에 향등골나물의 잎 3돈을 넣은 뒤

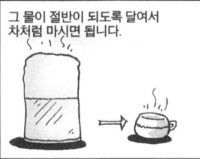

그 물이 절반이 되도록 달여서 차처럼 마시면 됩니다.

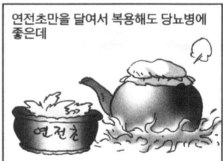

연전초만을 달여서 복용해도 당뇨병에 좋은데

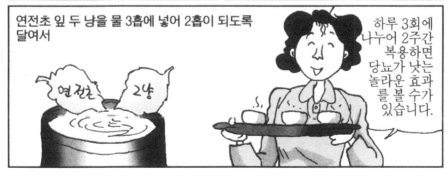

연전초 잎 두 냥을 물 3홉에 넣어 2홉이 되도록 달여서

하루 3회에 나누어 2주간 복용하면 당뇨가 낫는 놀라운 효과를 볼 수가 있습니다.

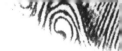

당뇨병에 잘 듣는 향등골나물과 연전초

제조방법은 물 3홉에 향등골나물과 연전초를 각각 한줌씩 섞어 넣어 물이 반쯤 줄어들게 달여서 차대신 마시면 당뇨병에 잘 듣습니다.

향등골나물만을 달여서 복용해도 효과가 있습니다. 제조방법은 물 2홉에 향등골나물의 잎 3돈을 넣어 물 반이 되게 달여서 차대신 복용하면 됩니다.

연전초만을 달여서 복용해도 효과가 있습니다. 제조방법은 물 3홉에다가 연전초 잎 2냥을 넣어 2홉이 되게 달여서 하루 3회에 나누어 2주간을 복용하면 당뇨가 낫습니다.

향등골나물

산과 들의 초원에서 자라는데, 전체에 가는 털이 있고 원줄기에 자주 빛이 도는 점이 있으며 곧게 자랍니다. 높이가 70㎝정도로 밑동에서 나온 잎은 작은데 꽃이 필 때쯤이면 없어집니다.

중앙부에 커다란 잎이 마주나고 짧은 잎자루가 있으며 달걀모양 또는 긴 타원형이고 가장자리에 톱니가 있습니다. 잎의 앞면은 녹색이고 뒷면에는 선점이 있으며 양면에 털이 있습니다. 잎맥은 6~7쌍으로서 올라갈수록 길어지고 좁아집니다.

연전초(병꿀풀)

꿀풀과의 여러해살이풀로 잎은 마주나고 심장모양입니다. 4~5월에 잎겨드랑이에서 홍자색의 잔꽃이 피고 꽃이 진 뒤 줄기가 덩굴처럼 뻗습니다. 높이가 5~20㎝정도로 잎은 대생하고 신장상 원형이며 원두 심장저이고 길이가 1.5~2.5㎝, 너비가 2~3㎝인데, 표면에는 복모 또는 부드러운 털이 산재하고 뒷면은 자줏빛에 튀어나온 엽맥에 털이 있으며 가장자리에는 둥근 톱니가 있습니다. 엽병은 길이가 2~6㎝이고 줄기와 더불어 퍼진 털이 있습니다. 꽃은 4~5월에 피고 연한 자주색이며 1~3개씩 엽액에서 윤산화서로 핍니다. 꽃받침은 통상으로 길이 7~9㎜이고 겉에 털이 있으며, 5개 조각으로 갈라지고 열편 끝은 바

늘처럼 뾰족합니다.

줄기와 잎은 약용으로 사용합니다. 들이나 길가에서 저절로 자라는데 한국, 중국, 러시아극동부, 원종은 북반구온대에 널리 분포되어 있습니다.

심한 당뇨환자가 완화되는 효과를 볼 수 있는 팔도부미

제조방법은 물 5홉에다가 팔부도미 1홉을 향기롭게 볶아서 넣은 다음 물이 반쯤 되게 끓인 다음 차 대신에 계속해서 복용하면 됩니다.

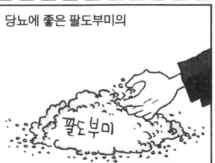

당뇨에 좋은 팔도부미의

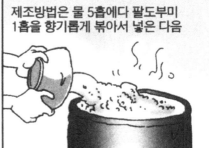

제조방법은 물 5홉에다 팔도부미 1홉을 향기롭게 볶아서 넣은 다음

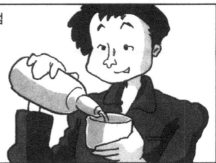

그 물이 절반이 되도록 끓여서 보리차처럼 자주 마시면 되는데

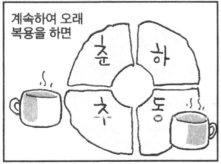

계속하여 오래 복용을 하면

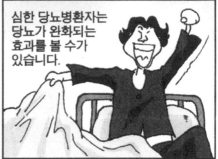

심한 당뇨병환자는 당뇨가 완화되는 효과를 볼 수가 있습니다.

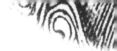

당뇨로 인한 갈증에 큰 효과를 볼 수 있는 볏짚

제조방법은 볏짚의 속을 태워 그 재를 그릇에 담고 물을 많이 부어두면 처음에는 흐린 물이 우러나오지만 차차 맑아집니다. 맑은 물을 한 컵씩 목이 마를 때 마시면 큰 효과를 볼 수 있습니다.

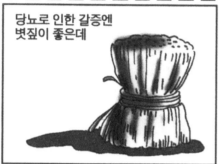

당뇨로 인한 갈증엔 볏짚이 좋은데

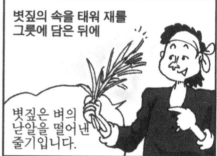

볏짚의 속을 태워 재를 그릇에 담은 뒤에

볏짚은 벼의 낟알을 떨어낸 줄기입니다.

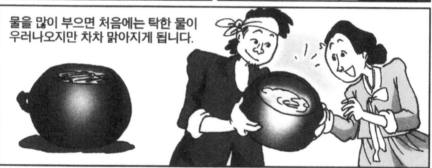

물을 많이 부으면 처음에는 탁한 물이 우러나오지만 차차 맑아지게 됩니다.

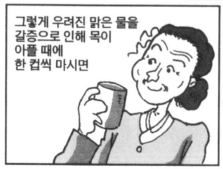

그렇게 우려진 맑은 물을 갈증으로 인해 목이 아플 때에 한 컵씩 마시면

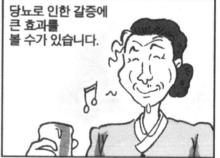

당뇨로 인한 갈증에 큰 효과를 볼 수가 있습니다.

데이와 박사가 고친 당뇨병의 재료인 호박가루

제조방법은 호박을 잘게 썰어 햇빛에 바싹 말려서 가루로 만든 다음, 하루에 약 20g씩 장기복용하면 당뇨병이 근치된다고 합니다. 이것은 일본의 하도야마수사의 주치의인 데이와 의학박사가 수상의 당뇨병을 고친데서 나온 방법입니다. 이밖에 신장병이나 심장병에도 좋습니다.

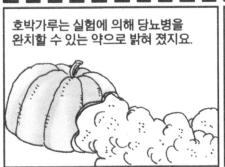

호박가루는 실험에 의해 당뇨병을 완치할 수 있는 약으로 밝혀 졌지요.

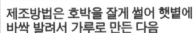

제조방법은 호박을 잘게 썰어 햇볕에 바싹 발려서 가루로 만든 다음

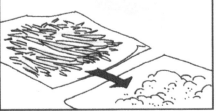

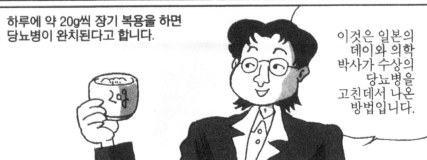

하루에 약 20g씩 장기 복용을 하면 당뇨병이 완치된다고 합니다.

이것은 일본의 데이와 의학 박사가 수상의 당뇨병을 고친데서 나온 방법입니다.

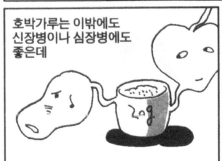

호박가루는 이밖에도 신장병이나 심장병에도 좋은데

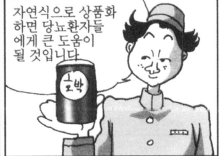

자연식으로 상품화 하면 당뇨환자들 에게 큰 도움이 될 것입니다

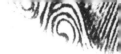

당뇨병으로 허약해진 몸에 좋은 생마와 산마

제조방법은 생마를 푹 쪄서 식사 전에 100g씩 장기복용하면 당뇨병으로 약해진 몸을 튼튼히 하며, 남성인 경우 성생활도 가능케 합니다. 생마는 시장에서 살 수도 있다. 또 산약(마) 12g, 연자육 8g, 메주콩 20g, 현미 20g을 물에 넣어 큰 대접 1대접으로 죽을 끓여 식후 1시간 후 하루 2번 복용하기도 합니다.

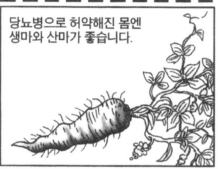

당뇨병으로 허약해진 몸엔 생마와 산마가 좋습니다.

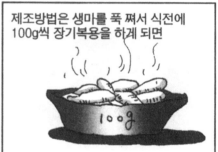

제조방법은 생마를 푹 쪄서 식전에 100g씩 장기복용을 하게 되면

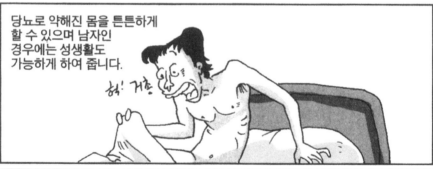

당뇨로 약해진 몸을 튼튼하게 할 수 있으며 남자인 경우에는 성생활도 가능하게 하여 줍니다.

허! 거참

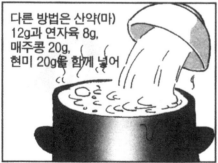

다른 방법은 산약(마) 12g과 연자육 8g, 매주콩 20g, 현미 20g을 함께 넣어

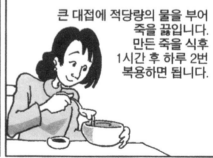

큰 대접에 적당량의 물을 부어 죽을 끓입니다. 만든 죽을 식후 1시간 후 하루 2번 복용하면 됩니다.

당뇨로 인해 오줌이 잦은 사람의 갈증에 좋은 동아

동아는 이뇨를 촉진해서 부종을 치유하는 작용과 열을 내리는 작용을 합니다. 제조방법은 물에다가 동아 말린 것과 맥문동을 각각 30~60g과 황련 9g을 넣어 달여서 복용하면 됩니다. 특히 오줌이 잦은 사람과 갈증을 느끼는 사람에게 효과가 있습니다.

동아는 이뇨를 촉진해서 부종을 치유하는 작용을 하며

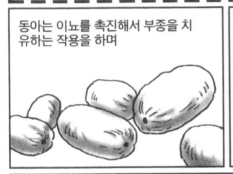

또한 열을 내리게 하는 작용도 합니다.

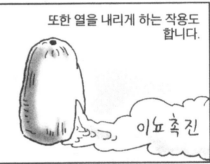

제조방법은 동아 말린것과 맥문동을 각각 30~60g과 황련 9g을 넣어

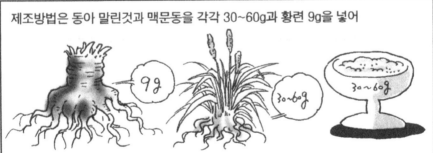

푹 달여서 복용하면 되는데 당뇨병으로 인해

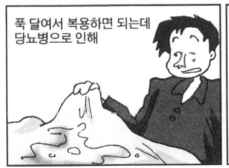

특히 오줌이 잦은 사람이나 갈증을 느끼는 사람에게 효과가 있습니다.

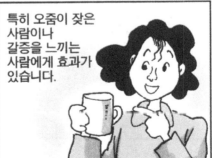

수시로 복용하면 당뇨병 환자가 큰 효과가 있는 배와 꿀조청

제조방법은 배를 강판에 갈아 즙을 내서 꿀물을 반반씩 섞어서 달여 조청처럼 만들어 수시로 복용하면 큰 효과를 볼 수 있습니다.

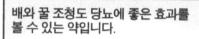

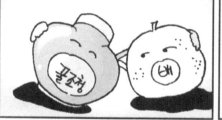

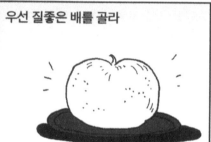

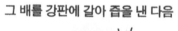

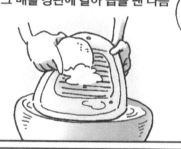

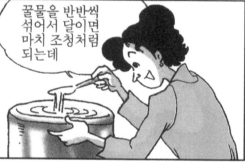

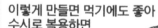

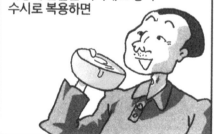

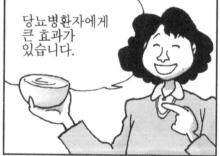

갈증과 오줌이 잦은 증세완화에 좋은 우렁이

갈증이 심하여 물 잔을 들고 있어야 할 정도이고 오줌이 잦은 증세가 있을 때 복용합니다. 제조방법은 물 1말에다가 우렁이 5되를 넣어 하룻밤동안 담근 후 우러나온 물을 복용하면 됩니다. 한번 우려낸 물은 버리고 매일 한번씩 물을 갈아줍니다. 또한 우렁이를 끓인 물을 마셔도 효과를 볼 수가 있습니다.

당뇨병이 갈증과 오줌이 잦은 증세 완화에 좋은 우렁이의

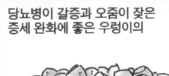

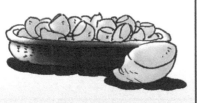

제조방법은 물 1말에 우렁이 5되를 넣고서

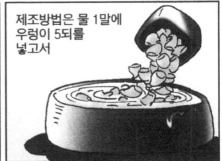

하룻밤 정도 담근 후에 우러나온 물을 마시면 됩니다.

첫 번째 우러난 물은 버리고 드셔야 하며

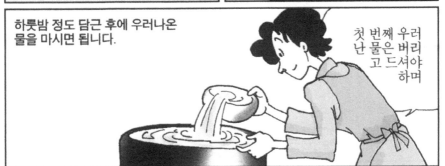

매일 한번씩 물을 갈아주어야 합니다.

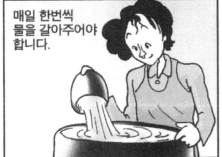

또는 우렁이를 끓여 그 물을 마셔도 효과를 볼 수가 있습니다.

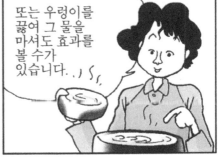

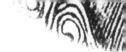

당뇨로 인해 이뇨작용이 안되는 증상에 좋은 아욱 뿌리

갈증이 심하여 물을 많이 마시지만 오줌은 안나오는 증세에 아욱의 뿌리가 좋습니다. 아욱을 물에 넣어 푹 삶은 후 그 국물을 마시면 효과를 볼 수가 있습니다.

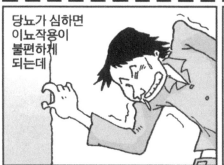

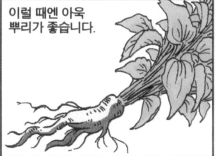

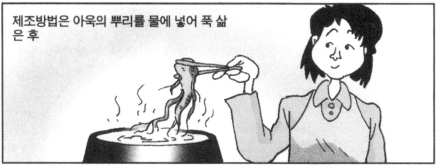

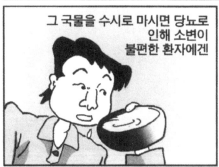

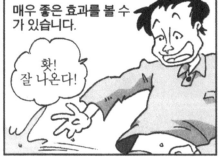

중증 당뇨환자에게 좋은 고련나무 뿌리

제조방법은 고련(苦練)나무뿌리의 백피(白皮)를 한줌 잘게 썰어서 불에 굽는다. 그 다음 사향 약간과 함께 물에 넣어 끓여서 그 물을 공복에 마시면 효과를 볼 수 있습니다.

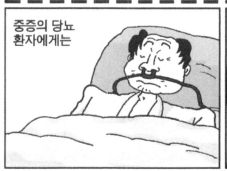

중증의 당뇨 환자에게는

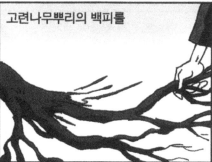

고련나무뿌리의 백피를

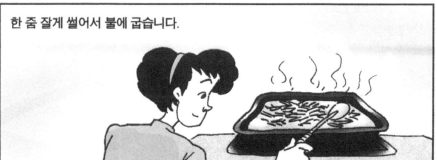

한 줌 잘게 썰어서 불에 굽습니다.

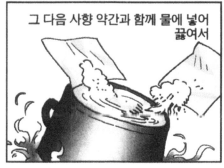

그 다음 사향 약간과 함께 물에 넣어 끓여서

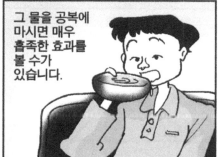

그 물을 공복에 마시면 매우 흡족한 효과를 볼 수가 있습니다.

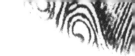

당뇨병으로 인한 부종에 효과가 좋은 소자와 당근씨

당뇨병으로 인해 부종이 생기면

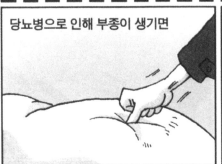

소자와 당근씨가 좋습니다.

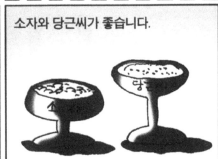

제조방법은 소자와 당근씨를 반반으로 하여 섞어 볶은 다음

3돈 정도의 양을 상백피 끓인 물과 함께 복용하면 되는데

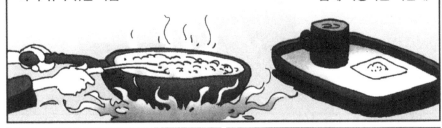

장기복용을 하면 당뇨로 인한 부종이 빠지는 것이

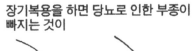

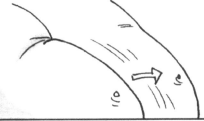

놀라울 정도로 좋은 효과를 볼 수가 있습니다.

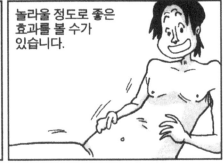

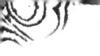

당뇨병으로 인한 부종에 효과가 좋은
소자와 당근씨

제조방법은 소자와 당근씨 반반을 섞어 약간 볶은 다음 가루로 만들어 3돈은 상백피 끓인 물과 함께 복용하면 됩니다. 이것은 당뇨병이 악화되어 부종이 생겼을 때 효과가 있습니다.

소자

차조기의 씨를 한방에서 이르는 말인데 가래를 없애고 기침 등의 호흡기질환을 다스리는 데 사용되고 있습니다. 차조기는 꿀풀과의 한해살이풀로 높이가 30~100㎝이며, 잎이 마주나고 달걀모양에 가장자리에 톱니가 있습니다. 8~9월에 연한 자주색 꽃이 잎겨드랑이나 줄기 끝에서 피고, 열매는 둥근모양의 수과를 맺습니다. 잎과 줄기는 약재로 쓰고 어린잎과 씨는 식용을 합니다. 중국, 미얀마가 원산지입니다.

당뇨로 인하여 혈액이 알칼리화 였을 때 좋은 흑소분

제조방법은 계란껍질을 질그릇 같은데 넣어서 봉한 다음 불에 달구면 까맣게 되는데 이것을 흑소분이라고 합니다. 이것을 차 숟갈 반씩 더운 물과 함께 하루 3번 복용하면 됩니다. 몸속의 독을 흡수하고 혈액을 알 칼리화 하기 때문에 당뇨병에 좋은 것 같습니다.

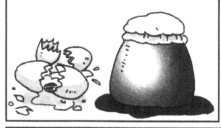

계란껍질을 질그릇 같은데 넣어서 봉한 다음

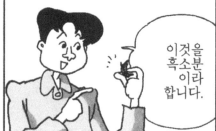

불에 달구면 까맣게 되는데

이것을 흑소분 이라 합니다.

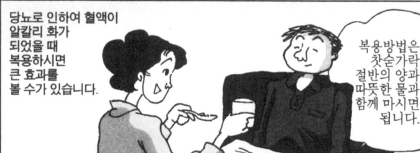

당뇨로 인하여 혈액이 알칼리 화가 되었을 때 복용하시면 큰 효과를 볼 수가 있습니다.

복용방법은 찻숟가락 절반의 양과 따뜻한 물과 함께 마시면 됩니다.

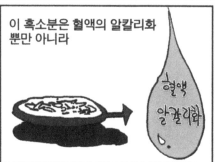

이 흑소분은 혈액의 알칼리화 뿐만 아니라

혈액 알칼리화

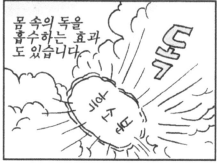

몸 속의 독을 흡수하는 효과 도 있습니다.

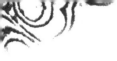

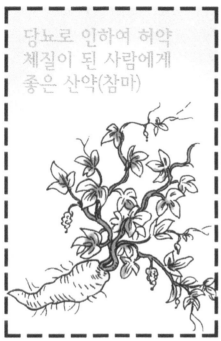

당뇨로 인하여 허약
체질이 된 사람에게
좋은 산약(참마)

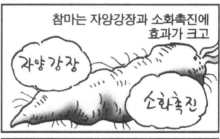

참마는 자양강장과 소화촉진에
효과가 크고

자양강장

소화촉진

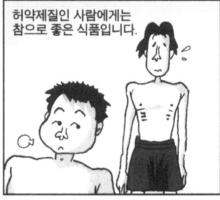

허약제질인 사람에게는
참으로 좋은 식품입니다.

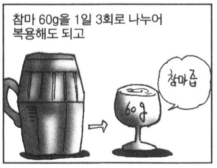

참마 60g을 1일 3회로 나누어
복용해도 되고

참마즙

60g

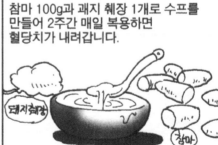

참마 100g과 돼지 췌장 1개로 수프를
만들어 2주간 매일 복용하면
혈당치가 내려갑니다.

돼지췌장

참마

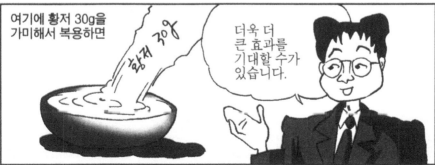

여기에 황저 30g을
가미해서 복용하면

황저 30g

더욱 더
큰 효과를
기대할 수가
있습니다.

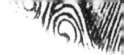

당뇨로 인하여 허약 체질이 된 사람에게 좋은 산약(참마)

참마는 산약이란 이름으로 한방약에 잘 쓰이고 있는 약재입니다. 참마는 자양강장과 소화촉진에 효과가 크고 허약체질인 사람에게 좋은 식품입니다.

제조방법은 참마 60g을 1일 3회로 나누어 복용합니다. 참마 100g과 돼지췌장 1개로 스프로 만들어 2주간 매일 복용하면 혈당치가 내려갑니다. 여기에 황저 30g을 가미해서 복용하면 더욱 큰 효과를 기대할 수가 있습니다.

참마

맛과의 여러해살이 덩굴 풀로 덩이뿌리의 길이가 2m정도이며, 6~7월에 흰 꽃이 수상 꽃차례로 피고 열매는 협과로 맺습니다. 덩이뿌리는 약용 또는 식용을 하는데 한국의 함남 . 중부이남 . 일본 등지에 분포되어 있습니다.

당뇨병의 목갈증에 효과가 뛰어난 시금치

시금치는 비타민 E와 철분이 많은 식품으로 당뇨병환자에게 매우 좋습니다. 제조방법은 시금치 60~120g을 새(鳥)의 위대(胃袋) 15g과 함께 섞어서 스프로 만들어 1일 2~3회 복용하면 큰 효과를 볼 수가 있습니다.

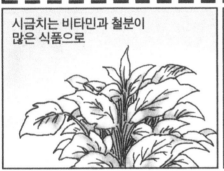

시금치는 비타민과 철분이 많은 식품으로

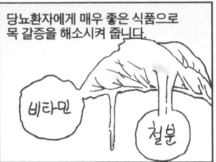

당뇨환자에게 매우 좋은 식품으로 목 갈증을 해소시켜 줍니다.

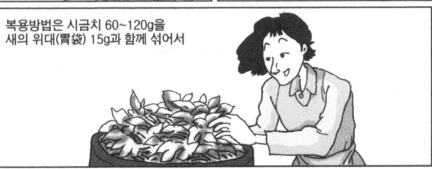

복용방법은 시금치 60~120g을 새의 위대(胃袋) 15g과 함께 섞어서

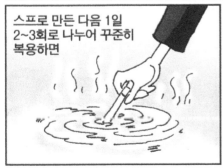

스프로 만든 다음 1일 2~3회로 나누어 꾸준히 복용하면

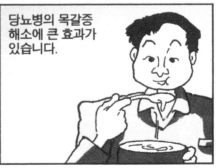

당뇨병의 목갈증 해소에 큰 효과가 있습니다.

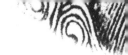

당뇨로 인한 심한 갈증해소에 좋은 현미

현미도 동아처럼 갈증해소작용이 강합니다. 따라서 현미를 스프로 만들어 자주 복용하면 효과를 거둘 수가 있습니다.

현미는 벼의 겉껍질만 벗겨낸 쌀입니다.

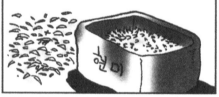

현미도 당뇨환자의 심한 갈증해소에 좋은 효과를 줍니다.

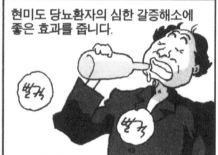

복용방법은 적당량의 현미를 마치 죽을 끓이듯이 하여 스프를 만듭니다.

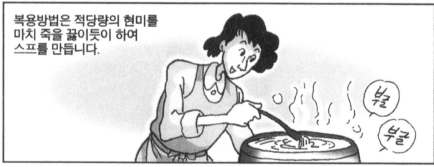

만든 스프를 식사대용으로 오랫동안 복용하시면

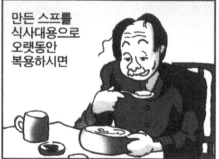

당뇨로 인한 심한 갈증해소에 좋은 결과를 볼 수가 있습니다.

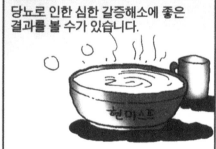

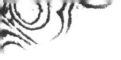

극단적인 냉증을 가진 당뇨병에 효과가 큰 율무

한방에서 의이인이라 일컫는 율무는 몸을 차게 하는 성질이 있기 때문에 극단적인 냉증을 가지고 있는 당뇨병 환자는 율무에다가 생강이나 잇꽃을 가미해서 사용하는 것이 좋습니다. 제조방법은 율무 30~60g을 쌀에 섞어서 율무죽을 만들어 1일 1회씩 복용하면 됩니다.

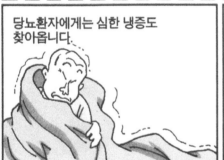

당뇨환자에게는 심한 냉증도 찾아옵니다.

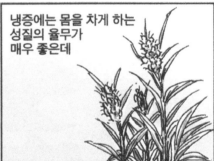

냉증에는 몸을 차게 하는 성질의 율무가 매우 좋은데

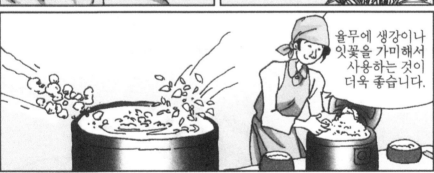

율무에 생강이나 잇꽃을 가미해서 사용하는 것이 더욱 좋습니다.

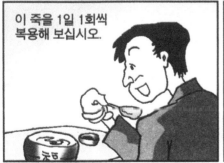

이 죽을 1일 1회씩 복용해 보십시오.

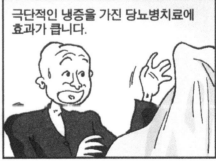

극단적인 냉증을 가진 당뇨병치료에 효과가 큽니다.

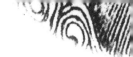

당뇨환자의 수분보충에 좋은 수박

수박은 당뇨병이나 더위 먹은 병, 구갈병 등에 많이 사용되고 있습니다. 제조방법은 수박껍질 15g, 동아껍질 15g, 천화분 12g을 함께 넣어 달여서 복용하면 효과가 좋습니다.

당뇨환자에게 있어서 수분보충이 절대적입니다.

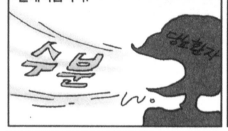

수분보충에는 뭐니뭐니해도 수박이 좋은데

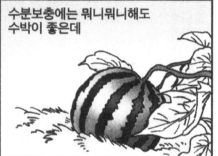

수박은 당뇨병이나 더위 먹은 병, 구갈병 등에 많이 사용되고 있습니다.

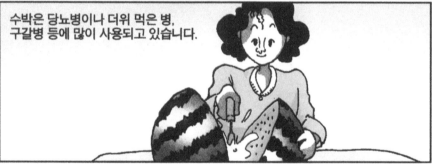

수박껍질 15g, 동아 껍질 15g, 천화분 12g을 함께 달여서 복용하면 됩니다.

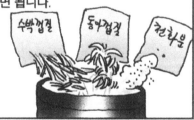

수박은 그냥 먹어도 좋습니다.

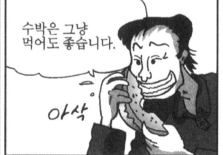

아삭

당 조절에 큰 효과가있는
복분자(산딸기)

산딸기의 가지와 뿌리를 삶은 물은 당뇨에 탁월한 효과가 있습니다. 제조방법은 물 한말에 짧게 자른 뿌리와 가지 3근을 넣어서 달이는데, 물이 반으로 줄면 건더기를 건져내고 엿기름을 약간 넣어서 다시 뭉긋한 불로 달여 조청을 만듭니다. 이것을 두고두고 매일 몇 차례씩 백비탕(생수를 팔팔 끓인 물)에 타서 마시면 됩니다.

당 조절엔 산딸기(복분자)가지와 뿌리를 삶은 물이 효과적 입니다.

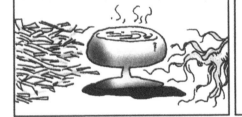

물 한 말에 짧게 자른 산딸기뿌리와 가지 3근을 넣어서 다리는데

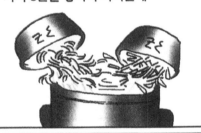

물이 반으로 줄어들면 건더기는 건져내고 엿기름을 약간 넣어서

다시 연한 불로 달여 조청을 만듭니다.

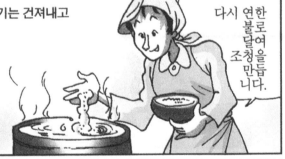

이것을 두고두고 매일 몇 차례씩 백비탕(생수를 팔팔 끓인 물)에 타서 마시면 됩니다.

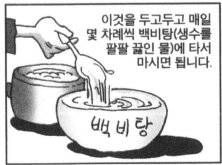

백비탕

이런 방법으로 오래 복용하시면 당조절에 큰 효과를 볼 수가 있습니다.

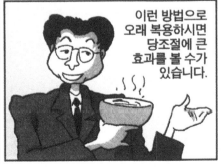

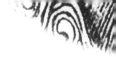

당뇨가 완전히 없어지고 혈중 콜레스테롤도 낮아지고 혈압까지 내리는 초란(유정란)

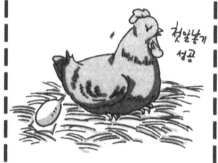

첫알낳기 성공

당뇨병 환자의 콜레스테롤과 혈압을 내리는데는 초란이 좋습니다.

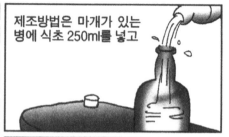

제조방법은 마개가 있는 병에 식초 250ml를 넣고

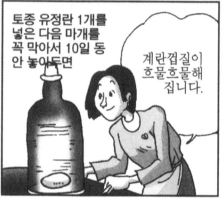

토종 유정란 1개를 넣은 다음 마개를 꼭 막아서 10일 동안 놓아두면

계란껍질이 흐물흐물해집니다.

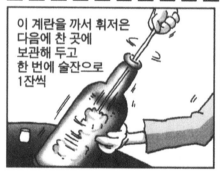

이 계란을 까서 휘저은 다음에 찬 곳에 보관해 두고 한 번에 술잔으로 1잔씩

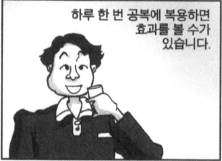

하루 한 번 공복에 복용하면 효과를 볼 수가 있습니다.

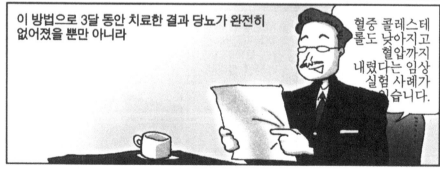

이 방법으로 3달 동안 치료한 결과 당뇨가 완전히 없어졌을 뿐만 아니라

혈중 콜레스테롤도 낮아지고 혈압까지 내렸다는 임상 실험 사례가 있습니다.

당뇨가 완전히 없어지고 혈중 콜레스테롤도 낮아지고 혈압까지 내리는 초란(유정란)

제조방법은 마개가 있는 병에 식초 250㎖을 넣고 토종 유정란 1개를 넣은 다음 마개를 꼭 막아서 10일 동안 놓아두면 계란 껍질이 흐물흐물해집니다. 이것을 까서 휘저은 다음에 찬 곳에 보관해두고 한 번에 술잔으로 1잔씩 하루 1번 공복에 복용하면 효과를 볼 수가 있습니다. 이 방법으로 3달 동안 치료한 결과 당뇨가 완전히 없어졌을 뿐 아니라 혈중 콜레스테롤도 낮아지고 혈압까지 내렸다는 임상사례가 있습니다.

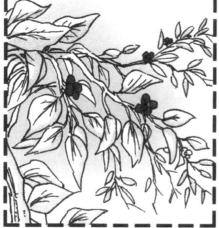

혈당을 낮추는 작용과 인슐린분비를 늘리는 작용을 하는 화살나무

화살나무는 인슐린분비를 늘리는데 좋습니다. 제조방법은 화살나무의 잎이 돋기 전 햇가지를 4월 중순경에 채취하여

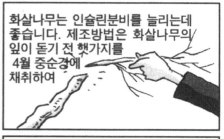

하루에 30~40g씩 물에 달여서 식후에 복용하시면 큰 효과를 볼 수가 있습니다.

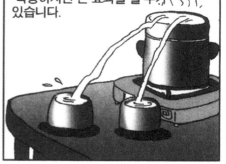

이 방법은 혈당을 낮추는 작용과 인슐린분비를 늘리는 작용을 하며 당뇨병, 무월경, 해산 후 복통이 있을 때에도 사용됩니다.

혈당

인슐린 분비

이와 같은 방법으로 당뇨병환자 18명을 40~45일 동안 치료한 결과

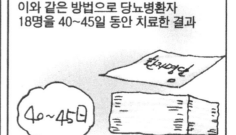

40~45日

16명이 다각증상이 없어졌고 혈당도 내렸으며

유효율이 86.1%이었다는 임상보고가 있습니다.

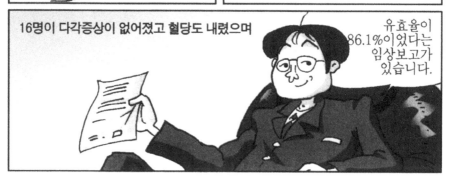

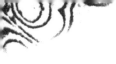

혈당을 낮추는 작용과 인슐린분비를 늘리는 작용을 하는 화살나무

제조방법은 잎이 돋기 전 4월 중순에 채취한 화살나무의 햇가지를 하루 30~40g씩 물에 달여서 2~3번에 나누어 식후에 복용하면 좋은 효과를 볼 수 있습니다. 즉 혈당을 낮추는 작용과 인슐린의 분비를 늘리는 작용이 있으며 당뇨병, 무 월경, 해산 후 복통이 있을 때도 사용됩니다. 이와 같은 방법으로 당뇨병 환자 18명이 40~45일 동안 치료한 결과 자각증상이 16명이 없어졌고 혈당도 뚜렷하게 내렸으며, 유효율이 86.1%였다는 임상보고가 있습니다.

화살나무

노박덩굴과의 낙엽활엽관목으로 높이가 1~3m터이며, 잎은 마주나고 타원형입니다. 6월에 노란색을 띤 녹색 꽃이 취산 꽃차례로 피고 열매는 삭과로 10월에 익습니다. 줄기는 지팡이나 화살을 만들며, 잔가지에 난 코르크질의 날개 같은 것은 약용으로 사용하고 어린잎은 식용으로 먹습니다.

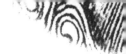

당뇨병의 혈당을 낮추는 작용을 하는 생지황

제조방법은 짓찧어서 즙을 내어 한번에 한숟가락씩 하루 3번 복용합니다. 지황에 있는 테흐마닌, 당, 골라본은 혈당량을 낮추는 작용을 합니다.

당뇨환자의 혈당강화엔 생지황이 좋습니다.

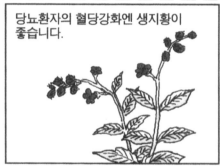

생지황이 함유하고 있는 테흐마닌, 당, 골라본의 성분이

골라본
테흐마닌
당

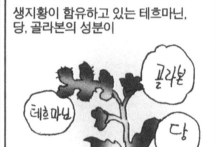

혈당을 낮추는 작용을 합니다.

쿵 쿵

복용방법은 생지황을 짓찧어서 즙을 냅니다.

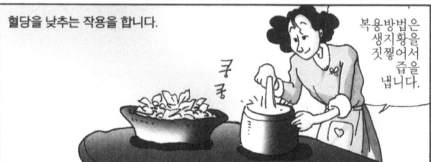

이 즙을 한 번에 한숟가락씩 하루 3번 복용하시면 됩니다.

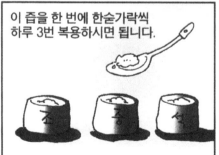

오래도록 복용하셔야 좋은 효과를 볼 수가 있습니다.

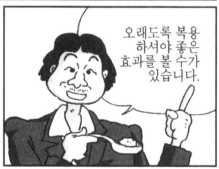

당뇨의 혈당을 낮추는 작용을 하는 칡뿌리

제조방법은 짓찧어 즙을 내서 한번에 한숟가락씩 하루 3번 복용합니다. 또는 칡뿌리와 파흰밑등 각각 10g을 물에 달여 하루 2번에 나누어 먹어도 좋습니다. 칡뿌리에는 녹말, 다이드진, 다이제인 등이 들어 있는데 이것들은 혈당량을 낮추는 작용을 합니다.

칡뿌리를 짓찧어서 즙을 내어

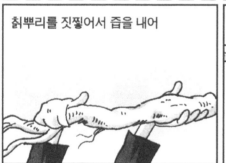

한 번에 한숟가락씩 하루 3번 복용 하시면 혈당을 낮추는데 좋습니다.

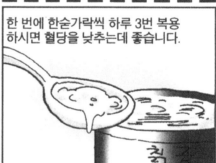

다른 방법은 칡뿌리와 파흰밑등 각각 10g식을 물에 달여 하루 2번에 나누어 먹어도 혈당을 내리는데 좋습니다.

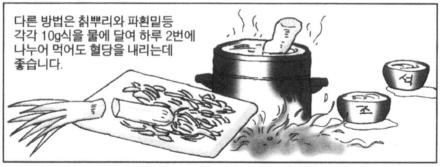

칡뿌리에는 녹말, 다이트진, 다이제인 등이 들어있는데

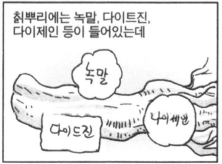

이런 성분들이 혈당을 낮추는 작용을 합니다.

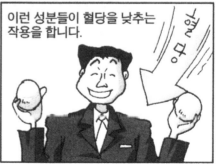

당뇨의 혈당을 낮추거나 조절하는데 탁월한 효능을 가진 인삼

제조방법은 하루 8~10g씩 물에 달여서 2번에 나누어 복용하면 됩니다. 또는 가루로 만들어 한번에 2~3g씩 하루 3번 먹어도 좋습니다. 인삼성분 가운데는 사포닌, 파나센, 파낙스산 등이 있는데 이것은 혈당량을 낮추거나 조절을 합니다.

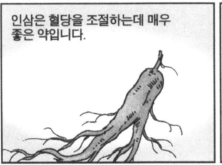

인삼은 혈당을 조절하는데 매우 좋은 약입니다.

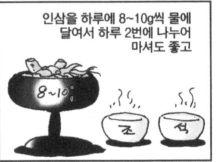

인삼을 하루에 8~10g씩 물에 달여서 하루 2번에 나누어 마셔도 좋고

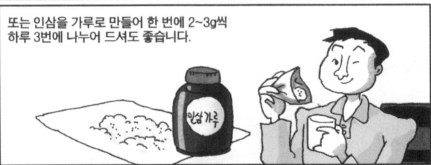

또는 인삼을 가루로 만들어 한 번에 2~3g씩 하루 3번에 나누어 드셔도 좋습니다.

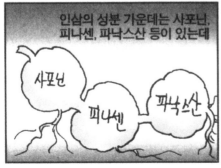

인삼의 성분 가운데는 사포닌, 피나센, 파낙스산 등이 있는데

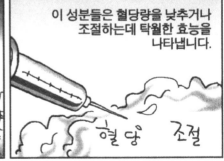

이 성분들은 혈당량을 낮추거나 조절하는데 탁월한 효능을 나타냅니다.

제조방법은 보드랍게 가루를 내어 하루에 20g을 입쌀과 함께 달여 2번에 나누어 복용합니다. 혈당을 낮추는 작용이 있으며 갈증이 심한 것도 멈춰줍니다.

당뇨환자의 심한 갈증해소에 좋은

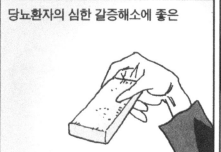

석고를 부드럽게 가루를 내어

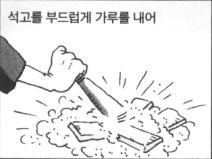

하루량으로 20g을 입쌀과 함께 달여 2번에 나누어 복용합니다.

맛은 텁텁하지만 그래도 먹을 만 하답니다.

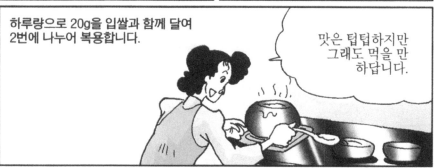

이 방법은 혈당을 낮추어 줄뿐만 아니라

혈 당

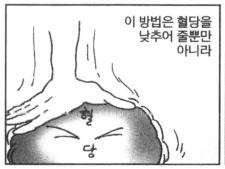

갈증이 심한 것도 멈춰집니다.

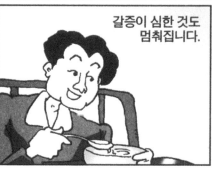

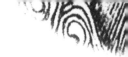

당뇨환자의 혈당강하에 좋은
지모, 인삼, 석교

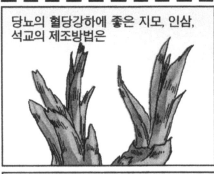

당뇨의 혈당강하에 좋은 지모, 인삼, 석교의 제조방법은

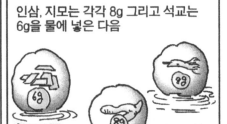

인삼, 지모는 각각 8g 그리고 석교는 6g을 물에 넣은 다음

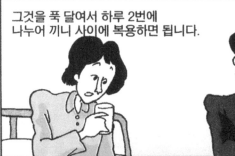

그것을 푹 달여서 하루 2번에 나누어 끼니 사이에 복용하면 됩니다.

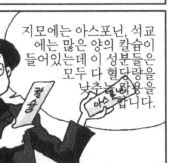

지모에는 아스포닌, 석교에는 많은 양의 칼슘이 들어있는데 이 성분들은 모두 다 혈당량을 낮추는 작용을 합니다.

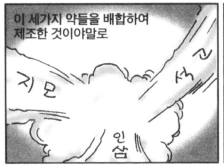

이 세가지 약들을 배합하여 제조한 것이야말로

지모   석교   인삼

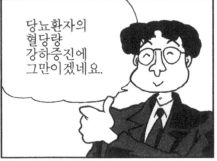

당뇨환자의 혈당량 강하증진에 그만이겠네요.

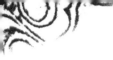

당뇨환자의 혈당 강하에 좋은 지모, 인삼, 석고

제조방법은 인삼, 지모를 각각 8g, 석고 6g을 물에 넣어서 달인 후 하루 2번에 나누어 끼니사이에 복용하면 됩니다. 지모에는 아스포닌, 석고에는 많은 양의 칼슘이 들어 있는데, 이것들은 모두다 혈당량을 낮추는 작용을 합니다. 이 세 가지 약들을 배합하면 그 작용이 더욱 증진됩니다.

지모

백합과의 여러해살이풀로 뿌리줄기가 굵고 옆으로 벋으며, 잎은 끝에서 뭉쳐나고 선 모양으로 잎 부분이 서로 안기어 줄기를 감쌉니다. 늦봄에 자줏빛 꽃이 두세 개씩 수상 꽃차례로 피고 관상용으로 재배합니다. 한국의 황해도와 일본 등지에 분포되어 있습니다.

당뇨의 혈당과 갈증해소에 좋은 하눌타리

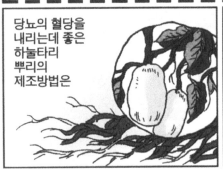

당뇨의 혈당을 내리는데 좋은 하눌타리 뿌리의 제조방법은

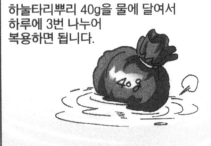

하눌타리뿌리 40g을 물에 달여서 하루에 3번 나누어 복용하면 됩니다.

다른 방법은 부드럽게 가루를 만들어 한 번에 3~4g씩 하루에 3번 복용해도 좋습니다.

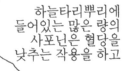

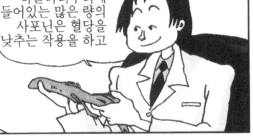

하눌타리뿌리에 들어있는 많은 량의 사포닌은 혈당을 낮추는 작용을 하고

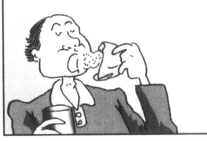

갈증을 멈추는 작용을 하여 줍니다.

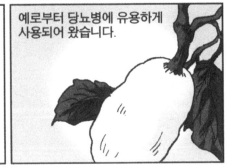

예로부터 당뇨병에 유용하게 사용되어 왔습니다.

당뇨의 혈당과 갈증해소에 좋은 하눌타리

제조방법은 40g씩 물에 달여서 하루에 3번을 나누어 복용하면 됩니다. 또는 보드랍게 가루로 만들어 한번에 3~4g씩 하루에 3번 복용해도 좋습니다. 뿌리에 들어있는 많은 양의 사포닌은 혈당량을 낮추는 작용과 함께 갈증을 멈추는 작용이 있는데 예로부터 당뇨병에 유용되던 약입니다.

하눌타리

박과의 여러해살이 덩굴 풀로 길이가 3~5m이며, 잎은 어긋나고 손바닥 모양으로 갈라집니다. 7~8월에 자주색 꽃이 잎겨드랑이에서 피고 열매는 공 모양으로 누렇게 익습니다. 과육은 화장품 재료로 사용하고 덩이뿌리와 씨는 약용으로 사용합니다. 한국, 일본, 대만, 중국 등지에 분포되어 있습니다.

같이 쓰면 혈당을 낮추는 작용이 강화되는
생지황과 황련

제조방법은 생지황 50~100g, 황련 5~8g을 한번 양으로 물에 달여서
하루 3번 복용하면 됩니다. 생지황과 황련을 같이 쓰면 혈당을 낮추는
작용이 강화됩니다.

생지황과 황련의 제조방법은

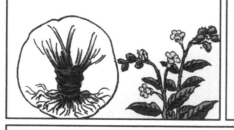

생지황 50~100g, 황련 5~8g을

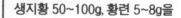
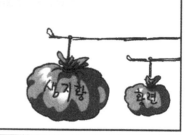

물을 부어 푹 달여서 하루 3번 복용
하면 됩니다.

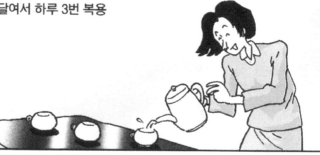

생지황과 황련을 같이 쓰면

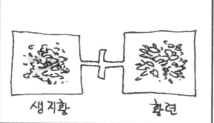

혈당을 낮추는 작용이 더욱 더
강화됩니다.

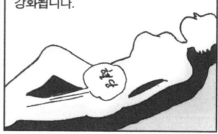

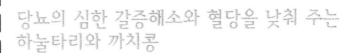
당뇨의 심한 갈증해소와 혈당을 낮춰 주는 하눌타리와 까치콩

제조방법은 하눌타리뿌리와 까치콩 각각 12g을 물에 달여서 3번을 나누어 복용합니다. 하눌타리뿌리는 혈당량을 낮추고 까치콩은 갈증을 멈추는 작용을 합니다.

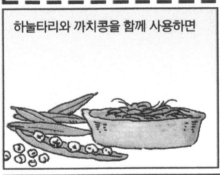

하눌타리와 까치콩을 함께 사용하면

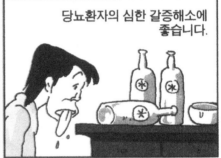

당뇨환자의 심한 갈증해소에 좋습니다.

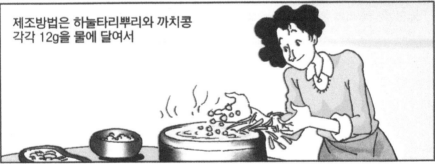

제조방법은 하눌타리뿌리와 까치콩 각각 12g을 물에 달여서

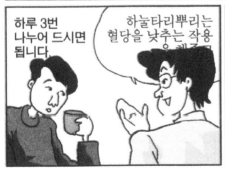

하루 3번 나누어 드시면 됩니다.

하눌타리뿌리는 혈당을 낮추는 작용

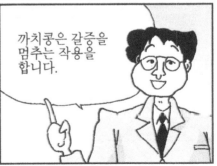

까치콩은 갈증을 멈추는 작용을 합니다.

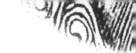

당뇨의 이뇨작용을 활발하게 해주는 우엉

제조방법은 우엉뿌리 20g을 잘게 썰어 물에 달여서 하루 3번에 나누어 끼니 뒤에 복용합니다. 뿌리에는 물질대사를 자극하며 오줌을 잘 나가게 하는 성분이 들어있습니다.

우엉은 활발한 이뇨작용을 하는데

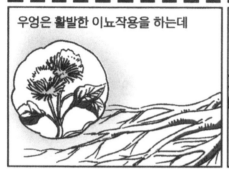

우엉뿌리 20g을 잘게 썰어 물을 붓고 달입니다.

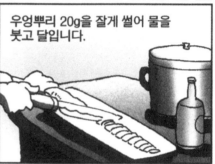

달인 우엉뿌리의 물을 하루 3번에 나누어 식사 후에 복용하면 됩니다.

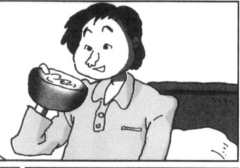

우엉의 뿌리에는 물질대사를 자극해주며

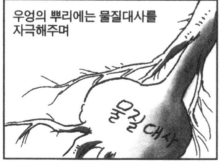

소변을 밖으로 배출시키는 성분이 들어있습니다.

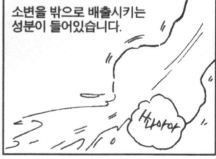

당뇨로 약해진 몸을 건강하게 해주는 팥과 돼지 지레

제조방법은 싹을 내어 말린 팥 120g과 돼지지레 1개를 함께 넣어 끓여서 복용합니다. 팥과 돼지지레엔 비타민 B2, PP, 단백질, 당질, 기름 등이 들어 있습니다.

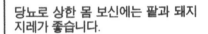

당뇨로 상한 몸 보신에는 팥과 돼지 지레가 좋습니다.

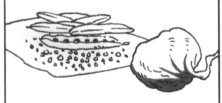

팥을 새싹을 내어 말린 120g과

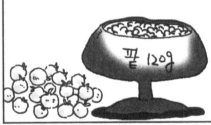

돼지 지레 1개를 함께 넣어 끓여서 복용하면 좋습니다.

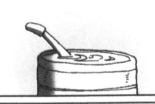

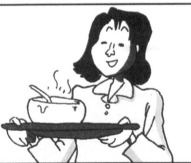

팥과 돼지 지레는 비타민 B2, PP 단백질, 기름 등이 들어 있어서

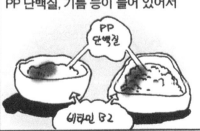

당뇨로 약해진 몸을 건강하게 하는데 아주 좋습니다.

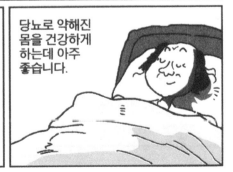

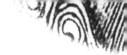

소갈로 번열감이 심할 때 좋은 부평초(개구리밥)과 하늘타리뿌리

제조방법은 개구리밥(부평초)과

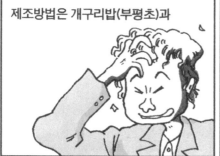

하늘타리뿌리를 같은 양으로 하여 가루를 만듭니다.

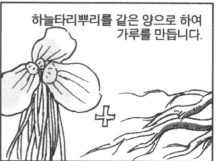

이것을 고르게 섞어서 소젖을 이용하여 1.5g 정도 크기의 알약을 만듭니다.

만든 알약을 한 번에 20알씩 하루 3번 빈속에 복용합니다.

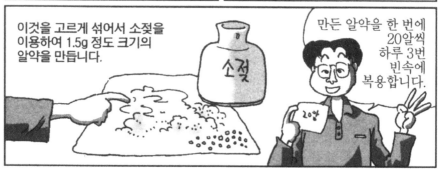

소갈로 번열감이 심하고 찬물이 당기는데 사용하는 이 방법은

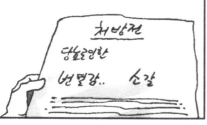

다른 이름으로 부평원 이라고도 합니다.

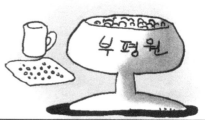

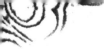

소갈로 번열감이 심할 때 좋은 부평초 (개구리밥)과 하늘타리뿌리

제조방법은 마른 개구리밥과 하눌타리뿌리를 같은 양으로 가루로 만들어 골고루 섞어서 소젖을 이용해 1.5g정도의 알약으로 만듭니다. 한번에 20알씩 하루 3번 빈속에 복용합니다. 소갈로 번열감이 심하고 찬물이 당기는 데 사용됩니다. 다른 이름으로 부평원이라고도 합니다.

개구리밥

부평초, 수평 , 머구리밥, 자평이라고도 합니다. 논이나 연못의 물위에 떠서 사는데, 가을에 모체에서 생긴 타원형의 작은 겨울눈이 물속에 가라앉아서 겨울을 나고 이듬해 봄에 물위로 나와 번식합니다.

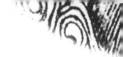

당뇨로 인한 심한 갈증에 좋은 상지(뽕나무가지)

제조방법은 뽕나무가지를 잘게 썬 것 40~60g을 물에 달여서 하루 4~6 번에 나누어 목이 심하게 마를 때마다 마시면 해소됩니다.

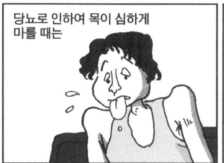

당뇨로 인하여 목이 심하게 마를 때는

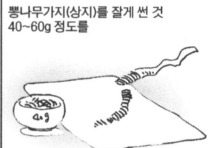

뽕나무가지(상지)를 잘게 썬 것 40~60g 정도를

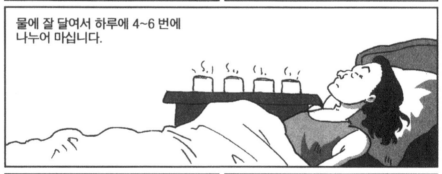

물에 잘 달여서 하루에 4~6 번에 나누어 마십니다.

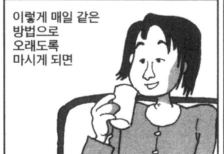

이렇게 매일 같은 방법으로 오래도록 마시게 되면

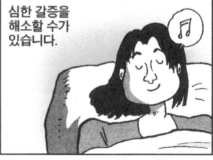

심한 갈증을 해소할 수가 있습니다.

당뇨로 인하여 가슴이 답답할 때에 좋은 참대잎 (죽엽)

제조방법은 참대잎 20~40g을 물에 달여서 하루 3번에 나누어 끼니 뒤에 복용합니다. 이것은 가슴이 답답하고 찬물이 당기는 상소에 씁니다.

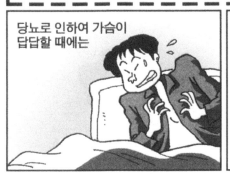

당뇨로 인하여 가슴이 답답할 때에는

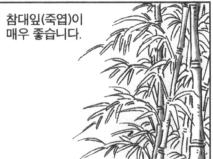

참대잎(죽엽)이 매우 좋습니다.

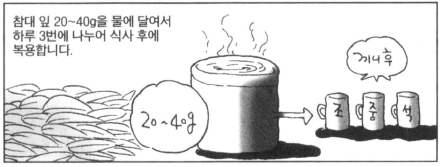

참대 잎 20~40g을 물에 달여서 하루 3번에 나누어 식사 후에 복용합니다.

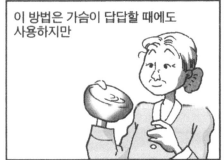

이 방법은 가슴이 답답할 때에도 사용하지만

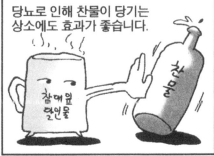

당뇨로 인해 찬물이 당기는 상소에도 효과가 좋습니다.

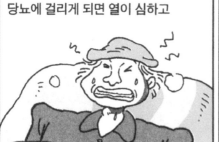

당뇨에 걸리게 되면 열이 심하고

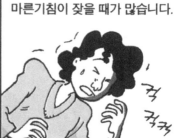

마른기침이 잦을 때가 많습니다.

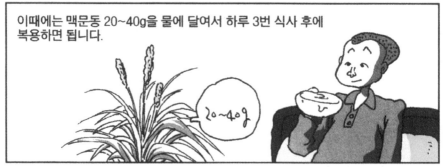

이때에는 맥문동 20~40g을 물에 달여서 하루 3번 식사 후에 복용하면 됩니다.

20~40g

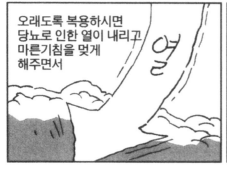

오래도록 복용하시면 당뇨로 인한 열이 내리고 마른기침을 멎게 해주면서

열

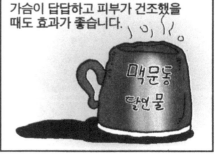

가슴이 답답하고 피부가 건조했을 때도 효과가 좋습니다.

맥문동 달인 물

당뇨의 마른기침을 멎게 하고 피부가 건조할 때에 좋은 맥문동

20~40g을 물에 달여서 하루 3번에 나누어 끼니 뒤에 복용합니다. 소갈로 물이 당기고 가슴이 답답하며 피부가 마르는 데 쓴다.

맥문동

뿌리가 광맥과 비슷하기 때문에 맥문동(麥門冬)이라고 하는데, 특히 뿌리가 보리와 비슷하고 잎은 차조와 비슷하며 겨울에 얼어 죽지 않고 성질이 차고 맛은 달며 약간 쓴맛이 있습니다. 마른기침, 열이 나고 답답한 데, 강장제(强壯劑) 등으로 사용됩니다.

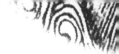

당뇨의 상소로 목이 마르고 가슴이 답답할 때에 좋은 찹쌀과 뽕나무껍질

제조방법은 씻은 찹쌀과 뽕나무껍질 각각 20g을 함께 물에 넣어 달여서 시도 때도 없이 복용하면 됩니다. 상소로 목이 마르고 가슴이 답답한 데 사용되는데 일명 매화탕이라고도 합니다.

찹쌀(나미)와 뽕나무껍질은
당뇨환자에게 매우 좋습니다.

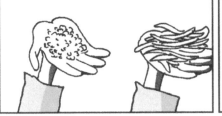

제조방법은 씻은 찹쌀과 뽕나무
껍질 각각 20g을

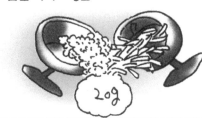

물에 넣고 달여서 마시고 싶을 때에
마시면 됩니다.

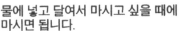
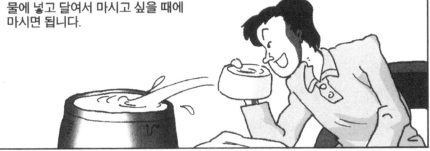

이 방법은 상소로 인하여
목이 마르고 가슴이
답답할 때에 사용되며

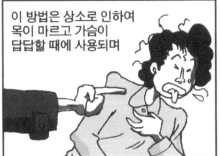

일명 매화탕 이라고도 합니다.

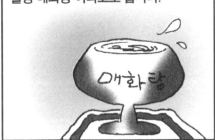

당뇨로 인하여 몸이 나른하고 목이 마를 때에 좋은 칡뿌리와 인삼

제조방법은 칡뿌리(갈근)와 인삼을 2:1의 비율로 가루로 만들어 잘 섞은 다음 한번에 12g씩 하루 2~3번 물에 달여서 끼니 뒤에 복용하면 됩니다. 칡뿌리와 인삼은 혈당을 낮추는 작용을 합니다. 특히 소갈로 심하게 목이 마르고 온몸이 나른할 때 사용됩니다.

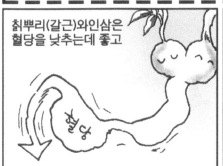

칡뿌리(갈근)와 인삼은 혈당을 낮추는데 좋고

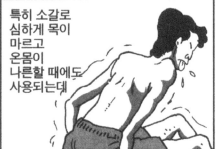

특히 소갈로 심하게 목이 마르고 온몸이 나른할 때에도 사용되는데

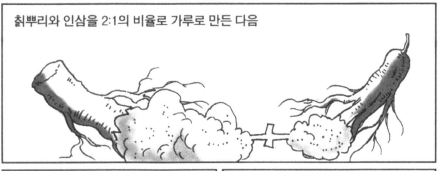

칡뿌리와 인삼을 2:1의 비율로 가루로 만든 다음

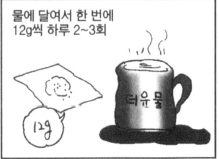

물에 달여서 한 번에 12g씩 하루 2~3회

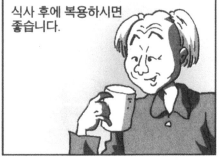

식사 후에 복용하시면 좋습니다.

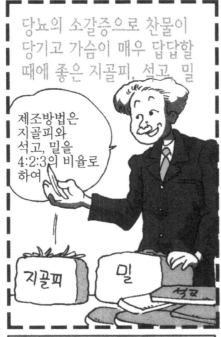

당뇨의 소갈증으로 찬물이 당기고 가슴이 매우 답답할 때에 좋은 지골피, 석고, 밀

제조방법은 지골피와 석고, 밀을 4:2:3의 비율로 하여

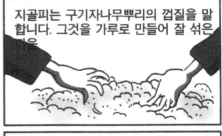

지골피는 구기자나무뿌리의 껍질을 말합니다. 그것을 가루로 만들어 잘 섞은 다음.

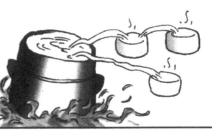

한 번 복용에 12g씩 하루 2~3회 물에 달여서 식사 사이에 복용하면 됩니다.

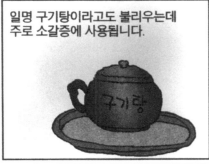

일명 구기탕이라고도 불리우는데 주로 소갈증에 사용됩니다.

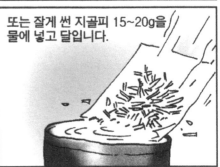

또는 잘게 썬 지골피 15~20g을 물에 넣고 달입니다.

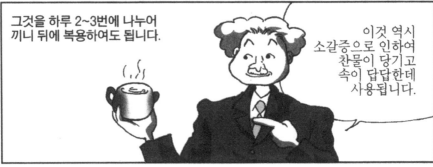

그것을 하루 2~3번에 나누어 끼니 뒤에 복용하여도 됩니다.

이것 역시 소갈증으로 인하여 찬물이 당기고 속이 답답한데 사용됩니다.

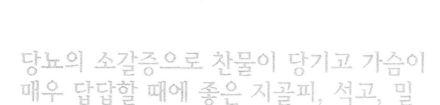

당뇨의 소갈증으로 찬물이 당기고 가슴이 매우 답답할 때에 좋은 지골피, 석고, 밀

제조방법은 지골피, 석고, 밀을 4:2:3의 비율로 가루로 만들어 잘 섞은 다음 한번에 12g씩 하루 2~3번 물에 달여서 끼니 사이에 복용하면 됩니다. 소갈에 주로 사용되며 일명 구기탕이라고도 합니다. 또 잘게 썬 지골피 15~20g을 물에 넣어 달여서 하루 2~3번에 나누어 끼니 뒤에 복용해도 됩니다. 이것 역시 소갈로 찬물이 당기고 속이 답답한 데 사용됩니다.

지골피

구기자나무뿌리의 껍질을 한방에서 이르는 말인데 열이 나고 가슴이 답답한 증상과 해수, 각혈, 소갈증 등에 사용됩니다. 구기자나무는 가짓과의 낙엽 활엽 관목으로 줄기의 높이가 4m정도이며 가시가 있습니다. 잎은 어긋나고 달걀 모양이며 끝이 뾰족합니다. 여름에 자주색 꽃이 꽃자루 끝에 피고, 얼매는 장과

로 가을에 붉게 익습니다. 어린잎은 식용으로 하고 열매는 구기
자라 하여 약용 사용되며 관상용으로 재배됩니다. 한국, 일본,
중국 등지에 분포되어 있습니다.

당뇨환자의 원기회복에 좋은 조개와 굴

제조방법은 굴 조개 날것에 식초와 양념감을 넣어 회를 쳐서 100~200g씩 복용하면 됩니다. 이것은 소갈로 목이 마르고 배가 고프며 온몸이 나른할 때 사용하면 즉효입니다.

당뇨환자가 지친상태에 놓여있을 때에는 우선 원기를 회복해 주는 것이 우선입니다.

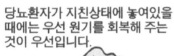

이럴 때에는 조개와 굴이 원기회복에 아주 좋은데

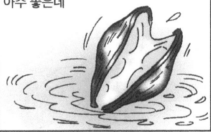

날것을 회로 먹거나 국을 끓여서 먹으면 됩니다.

한번에 100~200g씩 복용하는것이 적당한 양입니다.

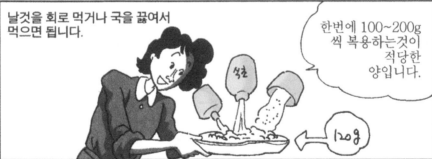

그러나 조개류의 생것을 먹을 때에는 항상 주의를 해야 하며

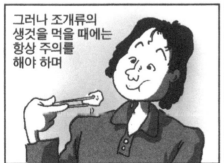

특히 산란기에는 가능한 먹지 않는 것이좋습니다.

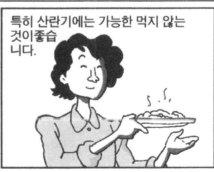

당뇨의 소갈증을 없어지게 하는 생 연뿌리(우절)

제조방법은 생 연뿌리를 짓찧어 즙을 낸 다음 꿀을 조금 타서 한번에 100㎖씩 하루 2~3번 복용하면 됩니다. 이것은 소갈로 목이 마르고 심하게 배가 고픈 데 쓴다.

당뇨의 갈증과 심하게 허기가 졌을 때에 좋습니다.

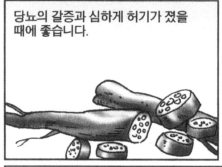

제조방법은 생 연뿌리를 찧어서 즙을 낸 다음

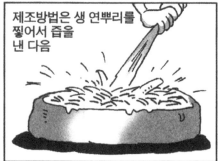

거기에 약간의 꿀을 타서 한번에 100㎖씩 하루 2~3회 복용을 하면

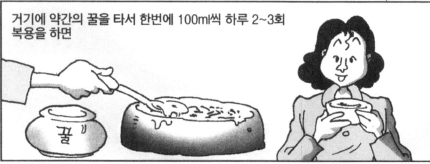

허기진데에도 매우 좋고

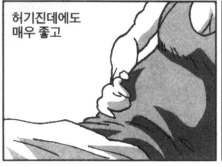

소갈증으로 인한 목마름을 싹 가시게 하여 줍니다.

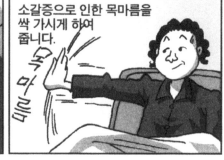

당뇨의 소갈증과 목이 마르거나 빈혈, 배고플 때에 좋은 노근(생 갈뿌리)

당뇨로 인하여 갈증과 허기와 번열이 있을 때에는

생 갈뿌리(노근) 120g과 지모 20g을 물에 넣고 달여서

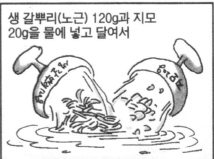

하루 2~3 번에 나누어 끼니 뒤에 복용해야 합니다.

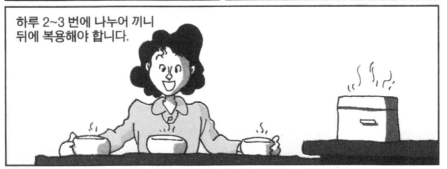

이 방법은 소갈증으로 심하게 몸이 마르거나 배가 고플 때에 효과가 좋습니다.

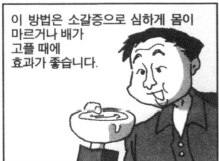

지모는 혈당을 낮추는 작용을 하므로 당뇨 환자에게는 매우 좋은 약이라 할 수 있습니다.

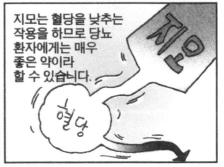

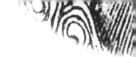

당뇨의 소갈증과 목이 마르거나 빈혈,
배고플 때에 좋은 노근(생 갈뿌리)

제조방법은 생 갈뿌리 120g, 지모 20g을 물에 넣어 달여서 하루 2~3번에 나누어 끼니 뒤에 복용하면 됩니다. 소갈로 심하게 목이 마르거나 배고프고 번열이 나는 데 쓰면 좋습니다. 지모는 혈당을 낮추는 작용을 합니다.

갈뿌리

　말린 갈대의 뿌리를 한방에서 이르는 말로 열을 내리고 구토를 멈추게 합니다.

지모

　백합과의 여러해살이풀로 뿌리줄기가 굵고 옆으로 번으며, 잎은 끝에서 뭉쳐나고 선 모양으로 잎 부분이 서로 안기어 줄기를 감쌉니다. 늦봄에 자줏빛 꽃이 두세 개씩 수상 꽃차례로 피고 관상용으로 재배됩니다. 성질이 차기 때문에 열로 인한 기침이나 담(痰)과 갈증 등의 약재로 사용됩니다.

당뇨로 인하여 온몸이 나른하고 소갈증에 좋은 하눌타리와 인삼

제조방법은 인삼과 하눌타리뿌리(과루근)를 같은 양으로 가루로 만들어 졸인 꿀로 반죽해서 0.3g이 되게 알약을 만든 다음 한번에 30알씩 하루 2~3번 맥문동 달인 물로 끼니 뒤에 복용합니다. 소갈로 찬물이 당기며 온몸이 나른한 데 사용하는데 옥호환라고도 합니다.

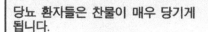

당뇨 환자들은 찬물이 매우 당기게 됩니다.

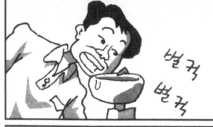

이때에 하눌타리뿌리(과루근)와 인삼을 같은 양으로 해서 가루로 만든 다음

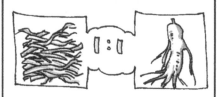

졸인 물로 잘 반죽을 하여 0.3g정도가 되게 알약을 만듭니다.

이것을 한번에 30알씩 2~3번에 나누어 맥문동 달인 물로 식사 후에 복용을 하면 됩니다.

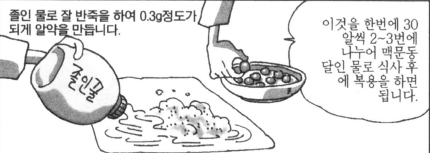

이 방법은 당뇨로 인한 소갈증과 온 몸이 나른할 때에 사용하는데

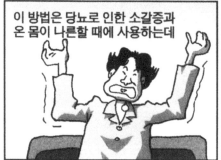

이 알약을 옥호환 이라고도 부릅니다.

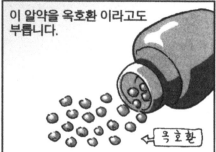

당뇨로 인한 원활한 소변과 갈증에 좋은 생띠뿌리

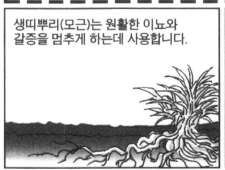

생띠뿌리(모근)는 원활한 이뇨와 갈증을 멈추게 하는데 사용합니다.

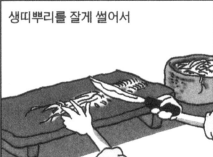

생띠뿌리를 잘게 썰어서

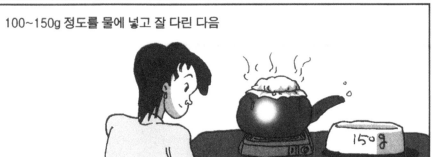

100~150g 정도를 물에 넣고 잘 다린 다음

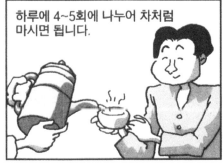

하루에 4~5회에 나누어 차처럼 마시면 됩니다.

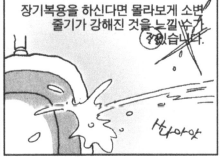

장기복용을 하신다면 몰라보게 소변 줄기가 강해진 것을 느낄 수가 있습니다.

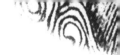

당뇨로 인한 원활한 소변 과 갈증에 좋은 생띠뿌리

제조방법은 생 띠뿌리를 잘게 썬 것 100~150g을 물에 넣어 달인 다음 하루 4~5번으로 나누어 복용하면 됩니다. 이것은 오줌을 잘 나가게 하며 갈증을 멈춰줍니다.

띠뿌리

모근이라고도 하는데 띠의 뿌리를 한방에서 이르는 말로 성질이 차고 맛이 쓰며 열병으로 인한 황달과 번갈(煩渴)을 비롯해 혈열(血熱)로 인한 출혈 등에 사용됩니다.

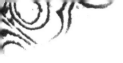

당뇨에서 오는 관절, 지혈에 좋은 건지황과 지모

제조방법은 마른지황(건지황)과 지모 각 10g을 물에 넣어 달여서 하루 2번에 나누어 복용합니다.

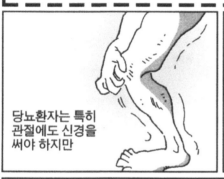

당뇨환자는 특히 관절에도 신경을 써야 하지만

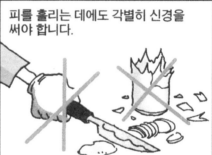

피를 흘리는 데에도 각별히 신경을 써야 합니다.

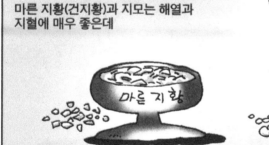

마른 지황(건지황)과 지모는 해열과 지혈에 매우 좋은데

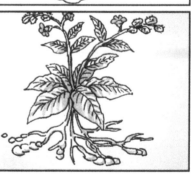

건지황과 지모 각 10g을 물에 달여서

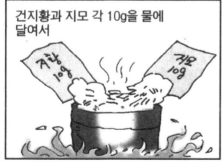

하루 2번에 나누어 복용하면 효과가 좋습니다.

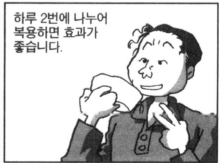

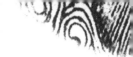

당뇨로 인하여 극심한 허기를 채울때 좋은 돼지 췌장

제조방법은. 돼지췌장을 약한 불에 말린 다음 가루로 만들어 한번에 4~6g씩 하루 3번 끼니 뒤에 복용합니다.

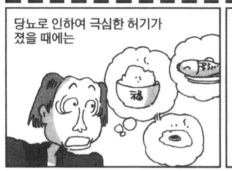

당뇨로 인하여 극심한 허기가 졌을 때에는

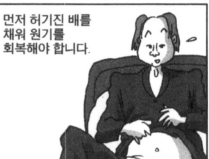

먼저 허기진 배를 채워 원기를 회복해야 합니다.

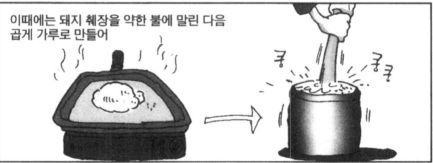

이때에는 돼지 췌장을 약한 불에 말린 다음 곱게 가루로 만들어

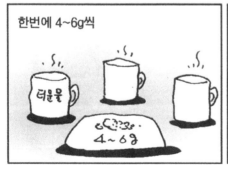

한번에 4~6g씩

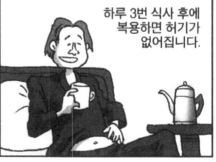

하루 3번 식사 후에 복용하면 허기가 없어집니다.

당뇨로 인하여 극심한 허기를 채울때 좋은 녹두즙과 녹두죽

제조방법은 물에 녹두를 넣고 삶아서 그 물을 먹거나 또는 즙을 짜서 복용합니다.

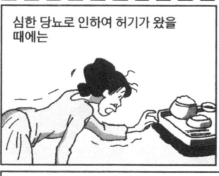

심한 당뇨로 인하여 허기가 왔을 때에는

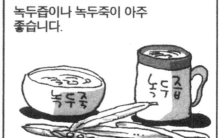

녹두즙이나 녹두죽이 아주 좋습니다.

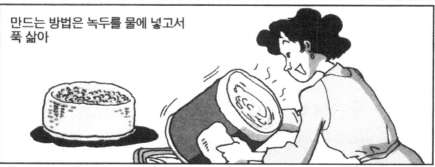

만드는 방법은 녹두를 물에 넣고서 푹 삶아

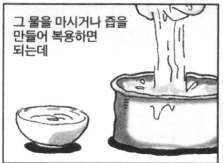

그 물을 마시거나 즙을 만들어 복용하면 되는데

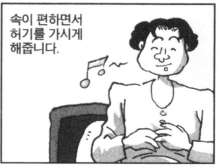

속이 편하면서 허기를 가시게 해줍니다.

당뇨로 인하여 극심한 허기를 채울때 좋은 콩

제조방법은 비지를 만들어 항상 먹습니다.

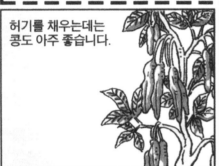

허기를 채우는데는
콩도 아주 좋습니다.

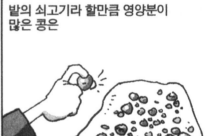

밭의 쇠고기라 할만큼 영양분이
많은 콩은

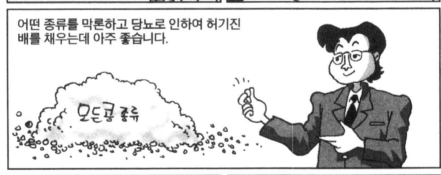

어떤 종류를 막론하고 당뇨로 인하여 허기진
배를 채우는데 아주 좋습니다.

모든콩 종류

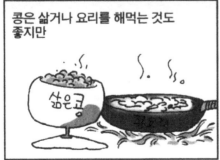

콩은 삶거나 요리를 해먹는 것도
좋지만

삶은콩

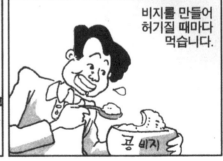

비지를 만들어
허기질 때마다
먹습니다.

콩 비지

오랜 당뇨로 고생한 환자의 영양에 좋은 소의 젖

제조방법은 소젖으로 쌀죽을 쑤어 항상 먹습니다.

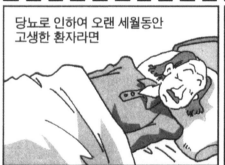
당뇨로 인하여 오랜 세월동안 고생한 환자라면

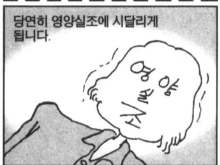
당연히 영양실조에 시달리게 됩니다.

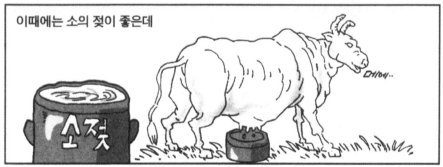
이때에는 소의 젖이 좋은데

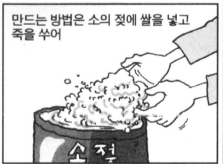
만드는 방법은 소의 젖에 쌀을 넣고 죽을 쑤어

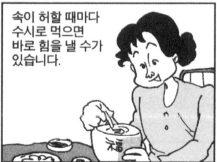
속이 허할 때마다 수시로 먹으면 바로 힘을 낼 수가 있습니다.

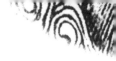

당뇨로 인하여 변비로
고생할 때에 좋은
호박껍질과
수박껍질

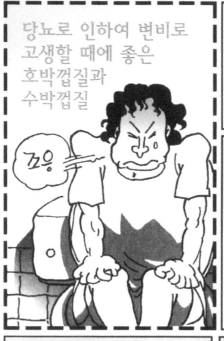

당뇨로 대변이 딱딱하여 변을 보기가 매우 불편할 때에는 수박 껍질이나 호박껍질이 아주 좋습니다.

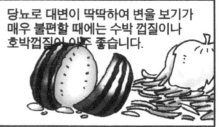

늙은 호박껍질 15g에 수박껍질 15g 그리고 천화분 12g을 함께 물에 넣어

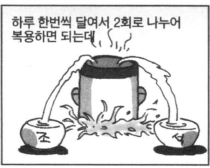

하루 한번씩 달여서 2회로 나누어 복용하면 되는데

12일 이상 계속 복용하면 큰 효과를 볼 수가 있습니다.

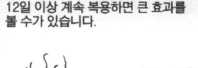

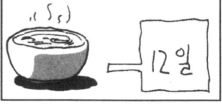

이 방법의 효과는 열을 내리며 음(陰)을 보하고 조(操)를 윤택하게 하여

갈증에 물을 많이 마시며 대변이 딱딱한 당뇨병을 치료합니다.

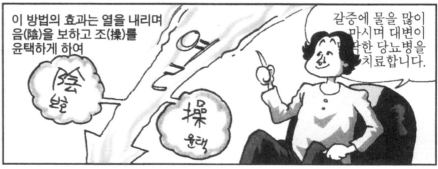

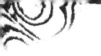

당뇨로 인하여 변비로 고생할 때에 좋은 호박껍질과 수박껍질

제조방법은 수박껍질 15g, 늙은 호박껍질 15g, 천화분(天花粉)12g을 함께 물에 넣어 하루 한번씩 달여서 2회로 나누어 복용하면 되는데, 12일간 계속 복용하면 효과를 볼 수가 있습니다. 효능은 열을 내리며, 음(陰)을 보호하고 조(操)를 윤택케 하여, 갈증이 나고 물을 많이 마시며 대변이 딱딱한 당뇨병을 치료합니다.

당뇨환자의 소식하면서 허기를 없애주는 감

잘 익은 감을 새참으로 항상 먹습니다.

당뇨 환자에게는 절대적으로 식사가 중요합니다.

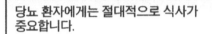
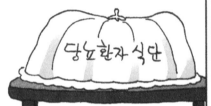

그리고 식사량도 조절해야 합니다.

당뇨환자는 소식을 해야 하지요.

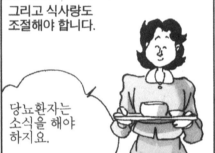

소식이 절대적인 당뇨환자는 수시로 허기가 질 수도 있는데

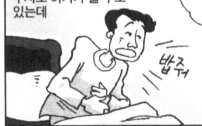

음식이 자꾸 먹고 싶을 때에는 감이 좋습니다.

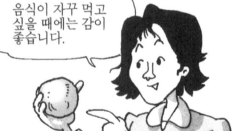

이때에는 잘 익은 감을 간식으로 드시면

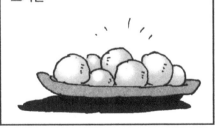

위장도 편하면서 허기를 달랠 수가 있습니다.

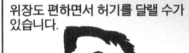
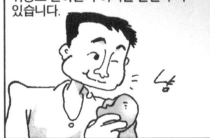

당뇨의 합병증인 고혈압에 좋은 누에 번데기

제조방법은 번데기 20개를 준비해 깨끗이 씻은 다음 식물성기름으로 볶아 익히면 됩니다. 이때 번데기를 물로 달여도 관계없습니다. 볶은 것은 직접 복용하고 삶은 것은 즙으로 마시면 도는데, 하루에 한번씩 여러 날 계속해서 복용하면 됩니다. 효능은 당분대사를 조절하기 때문에 당뇨병 또는 합병증으로 발생한 고혈압에 적용됩니다.

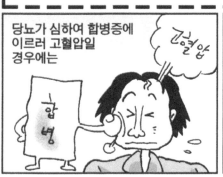

당뇨가 심하여 합병증에 이르러 고혈압일 경우에는

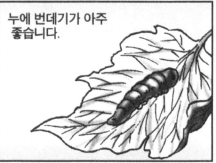

누에 번데기가 아주 좋습니다.

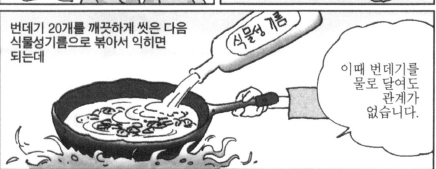

번데기 20개를 깨끗하게 씻은 다음 식물성기름으로 볶아서 익히면 되는데

이때 번데기를 물로 달여도 관계가 없습니다.

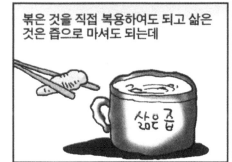

볶은 것을 직접 복용하여도 되고 삶은 것은 즙으로 마셔도 되는데

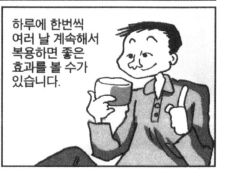

하루에 한번씩 여러 날 계속해서 복용하면 좋은 효과를 볼 수가 있습니다.

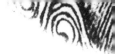

당뇨환자의 위장을 보호해주는
시금치뿌리와 계내금(닭의 위속껍질)

시금치뿌리 250g, 계내금(닭의 위속껍질) 10g, 쌀 50g을 재료로 준비합니다. 제조방법은 시금치뿌리 잘게 썬 것과 잘게 부순 계내금을 함께 물에 넣어 30분간 끓인 다음 미리 씻어놓은 쌀을 부어 죽을 쒀 하루 2회 시금치뿌리까지 모두 먹습니다. 효능은 갈증을 멎게 하고 조(操)를 윤택케 하며 위장을 보하면서 당뇨병을 치료합니다.

당뇨환자의 위장보호와 조를 윤택하게 하기 위해서는

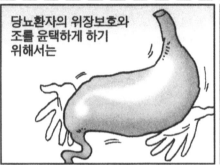

시금치뿌리와 계내금(닭의 위속껍질)이 좋습니다.

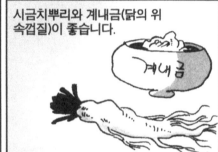

시금치뿌리 250g에 계내금 10g, 쌀 50g의 재료를 준비하여

시금치뿌리는 잘게 썰고 계내금은 잘게 부순 다음 함께 물을 넣어 30분간 끓입니다.

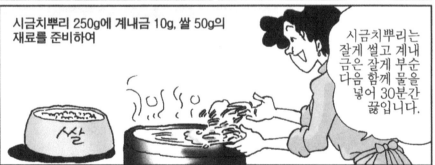

그런 뒤 쌀을 부어 죽을 쑤어서 하루 2회로 나누어 먹으면 됩니다.

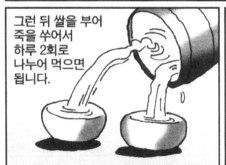

죽 속의 시금치뿌리까지 먹는 것이 좋습니다.

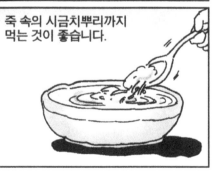

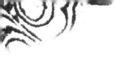

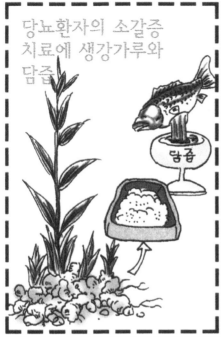

당뇨환자의 소갈증 치료에 생강가루와 담즙

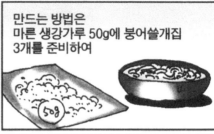

만드는 방법은 마른 생강가루 50g에 붕어쓸개집 3개를 준비하여

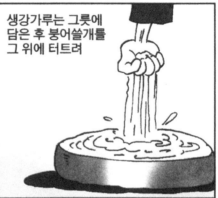

생강가루는 그릇에 담은 후 붕어쓸개를 그 위에 터트려

담즙과 생강가루를 잘 섞습니다.

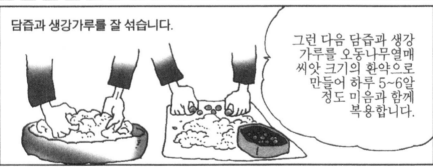

그런 다음 담즙과 생강가루를 오동나무열매 씨앗 크기의 환약으로 만들어 하루 5~6알 정도 미음과 함께 복용합니다.

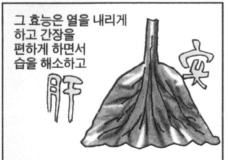

그 효능은 열을 내리게 하고 간장을 편하게 하면서 습을 해소하고

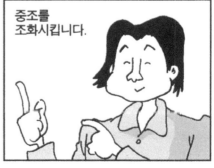

중조를 조화시킵니다.

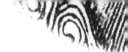

당뇨환자의 소갈증 치료에 생강가루와 담즙

마른 생강가루 50g, 붕어쓸개즙 3개를 준비합니다. 제조방법은 생강가루를 그릇에 담은 후 붕어쓸개를 그 위에 터뜨려 담즙과 생강가루를 골고루 믹스시킵니다. 그런 후에 담즙과 믹스된 생강가루를 오동나무열매씨앗 크기의 환약으로 만들어 하루 5~6알정도 미음으로 복용합니다. 효능은 열을 내리고 간장을 편안케 하고 습(濕)을 해소하면서 중조(中造)를 조화시킵니다. 당뇨의 소갈병을 치료합니다.

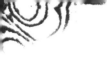

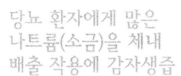

당뇨 환자에게 많은 나트륨(소금)을 체내 배출 작용에 감자생즙

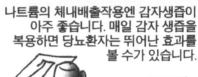

나트륨의 체내배출작용엔 감자생즙이 아주 좋습니다. 매일 감자 생즙을 복용하면 당뇨환자는 뛰어난 효과를 볼 수가 있습니다.

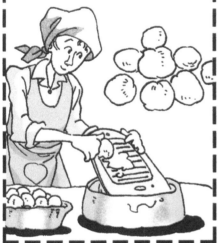

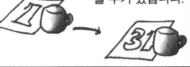

또 위장계통질환의 환자나 고혈압 환자에게도 매우 효과적인 식이요법입니다.

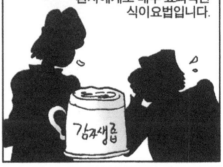

감자생즙은 즙을 내는 대로 바로 마셔야 효과가 좋고

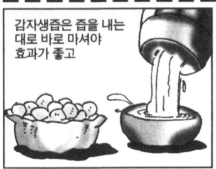

식사 30~60분전 공복에 드시는 것이 가장 좋습니다.

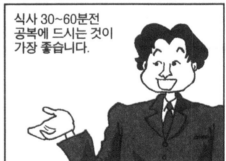

감자생즙이 먹기가 불편한 환자는 시중에서 판매하는 효소나 사과즙을 섞어서

벌꿀을 조금 타서 마시면 먹기가 아주 좋습니다.

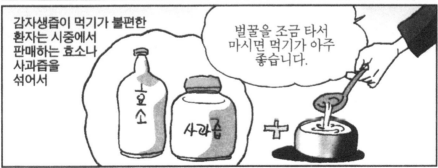

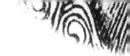

당뇨 환자에게 많은 나트륨(소금)을 체내 배출 작용에 감자생즙

　당뇨병을 앓고 있는 사람들은 매일 감자생즙을 꾸준히 먹어 주면 뛰어난 효험을 볼 수가 있습니다. 또 위장계통의 질환이나 고혈압환자에게도 매우 효과적인 식이요법입니다. 감자는 비타민C가 풍부한데 비타민C는 열에 약하고 물에 녹기 쉽습니다. 하지만 감자에 들어있는 비타민C는 열을 가하면 녹말질이 막을 만들어 보호하기 때문에 조리 후에도 비타민C가 파괴되지 않는 장점을 가지고 있습니다.

　과일에 들어있는 비타민C는 수확 뒤에는 급속히 줄어들지만 감자에 들어있는 비타민C는 보관 중에도 별로 줄어들지 않습니다. 감자에는 칼륨도 많아 가공식품이나 인스턴트식품을 섭취함으로써 몸속에 과잉되기 쉬운 나트륨의 체내잔유를 배출하여 적정선을 유지하도록 하는 작용을 합니다.

　이것은 현대인들이 건강을 지키기 위한 매우 중요한 작용입니다. 쉬지 않고 6개월만 복용하면 본인 스스로가 그 효과를 실

감할 것입니다.

제조방법은 감자 큰 것이면 2~3개, 중간 것이면 3~4개를 준비한 후 감자의 새순과 껍질의 푸른 부분은 잘라버립니다. 손질된 감자를 껍질 채로 강판에 간 다음 약수건으로 받쳐서 즙을 냅니다.

이 생즙을 날마다 식사 30~60분 전 공복 때 복용하면 되는데, 생즙을 냈으면 곧바로 마셔야 하며 날마다 꾸준히 복용하는 것이 중요합니다. 복용하기가 거북하면 시중에서 판매되는 효소나 사과즙이나 벌꿀을 조금 타서 마셔도 좋습니다. 즙을 짜낸 감자찌꺼기는 떡을 만들어 찌거나 프라이팬에 참기름을 발라서 구우면 맛있는 간식으로도 활용할 수가 있습니다.

당뇨환자의 다뇨증에 좋은 검은 목이버섯과 편두

바싹 말린 검은 목이버섯과 편두를 같은 양으로 가루로 만들어 매회 92g씩 하루 2회 더운물로 복용하는데 일주일간 지속적으로 해야 합니다. 효능은 기(氣)를 도우면서 열을 내리고 습(濕)을 몰아내며 당뇨병과 다뇨다음증(多尿多飮症)을 치료합니다.

당뇨환자의 다뇨증에는

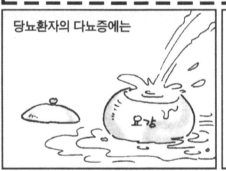

검은 목이버섯과 편두가 좋습니다.

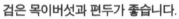

바싹 말린 검은 목이버섯과 편두를 같은 양으로 하여 가루로 만들어 매회 92g씩 하루 2회에 걸쳐 따뜻한 물로 복용을 합니다.

효능은 기를 도우면서 열을 내리게 하고

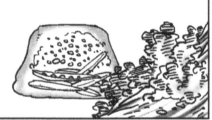

습을 몰아내며

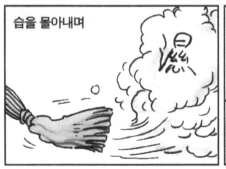

당뇨병과 다뇨, 다음증을 치료합니다.

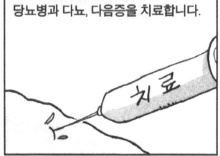

당뇨병에 가장 좋아 3~4일만에 고치는 호박

제조방법은 설탕을 넣지 말고 찌든가, 삶든가, 장을 끓여서 매일 복용
하면 3~4주 지나면 당뇨병이 낫는 수가 있습니다. 호박을 상시에 먹어
도 건강에 좋습니다.

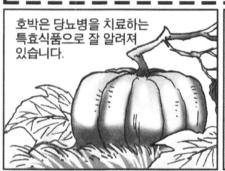

호박은 당뇨병을 치료하는 특효식품으로 잘 알려져 있습니다.

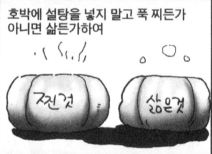

호박에 설탕을 넣지 말고 푹 찌든가 아니면 삶든가하여

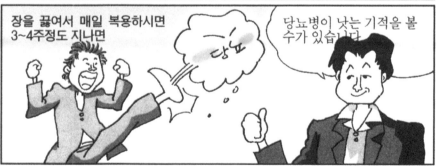

장을 끓여서 매일 복용하시면 3~4주정도 지나면

당뇨병이 낫는 기적을 볼 수가 있습니다.

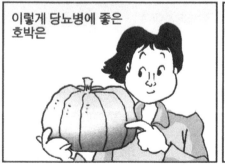

이렇게 당뇨병에 좋은 호박은

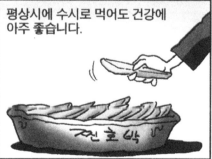

평상시에 수시로 먹어도 건강에 아주 좋습니다.

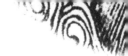

당뇨를 완화시키는데 좋은 팥과 호박, 다시마

제조방법은 팥, 다시마, 호박을 함께 삶아 맵게 간을 하여 조금씩 먹으면 당뇨에 효과가 있습니다.

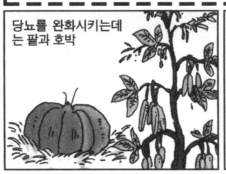

당뇨를 완화시키는데는 팥과 호박

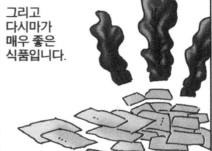

그리고 다시마가 매우 좋은 식품입니다.

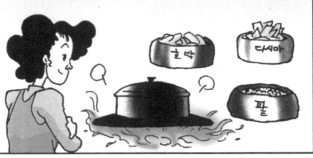

만드는 방법은 팥, 다시마, 호박을 함께 삶아서

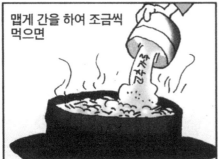

맵게 간을 하여 조금씩 먹으면

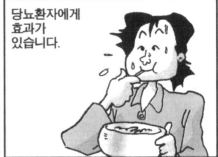

당뇨환자에게 효과가 있습니다.

당뇨로 인하여 원기가 떨어졌을 때 좋은 붕어

큰 붕어의 내장을 빼내고 그 속에 찻잎이나 말린 감잎을 뱃속에 채워 넣은 다음 물에 적신 문종이로 싸서 불에 굽거나 30~40분을 찌면 되는 데, 하루에 붕어 3마리를 1개월간 복용하면 됩니다.

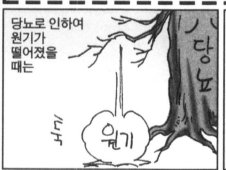

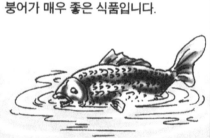

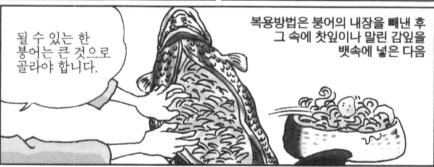

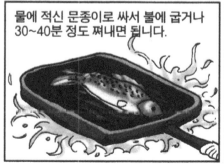

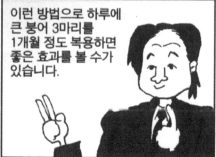

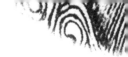

당뇨에 좋은 누른 암탉

누른 암탉을 삶아서 탕으로 마시거나, 돼지 위속에 황련을 채워 넣고 솥에 푹 쪄서 짓이긴 다음 조금씩 미음으로 먹거나, 무즙을 달여서 꿀탕에 섞어 서 마시면 당뇨에 효과가 있습니다.

누른 암탉도 당뇨에 좋은 약입니다.

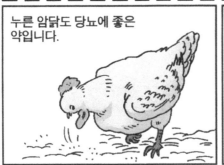

이 누른 암탉을 삶아서 탕으로 먹는 복용법과

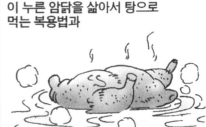

또는 돼지 위속에 황련을 채워 넣고 솥에 푹 쪄서 짓이긴 다음

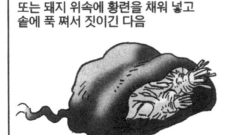

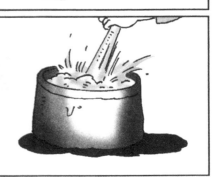

미음을 만들어 조금씩 먹어도 좋습니다.

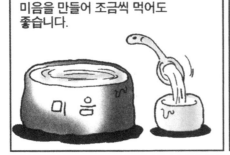

무즙 역시 당뇨에 효과가 좋은데 무즙을 달여서 꿀탕을 섞어 마시면 됩니다.

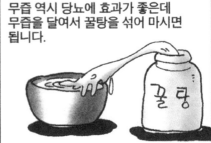

체험으로 당뇨를 고친
동의보감 민간요법 79가지

한방의 당뇨병 치료제

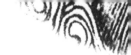

한방의 당뇨치료제 대시호탕

비교적 가벼운 당뇨병인데 명치로부터 늑골아래에 걸쳐 압통과 저항 (흉협고만)이 있고, 변비와 기미인 사람에게 사용합니다. 변비가 없는 경우에는 대황을 빼고 사용하면 됩니다.

한방에서의 당뇨치료제는 대시호탕 이라는 것이 있습니다.

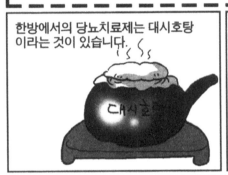

비교적 가벼운 당뇨병에 쓰이는 약인데 그 증세로는

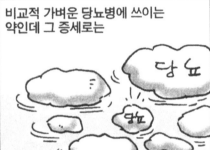

명치로부터 늑골아래에 걸쳐 압통과 저항(흉협고만)이 있고

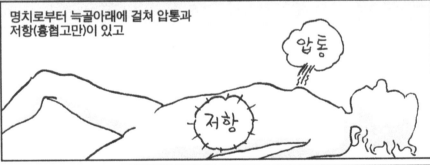

변비와 기미인 사람에게 사용합니다.

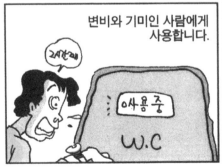

변비가 없는 경우에는 대황을 빼고 사용하면 됩니다.

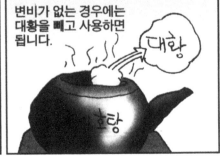

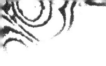

가벼운 당뇨인 열과 목이 마른 사람에게 좋은 백호 인삼탕

안색도 좋고 체력도 있는 사람이 가벼운 당뇨병으로 열이 있으면서 목이 몹시 마르거나, 특별히 물을 많이 마시거나 땀을 많이 흘리며, 소변이 잘 나오는 사람에게 사용합니다.

백호 인삼탕은

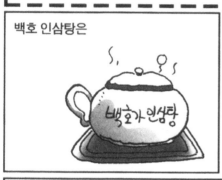

평소에 안색이 좋지 않고 체력도 있는 사람이

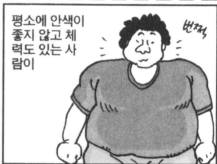

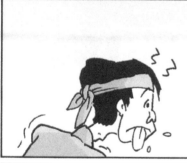

가벼운 당뇨병으로 인해 열이 있으면서 목이 몹시 마르거나

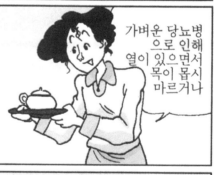

또는 특별히 물을 많이 마시거나 많은 땀을 흘리며

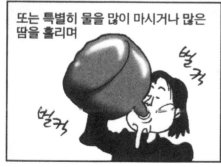

소변이 잘 나오는 사람에게 사용하는 처방입니다.

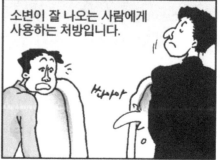

당뇨병의 대표적인 치료약인 팔미환

당뇨병의 대표적인 치료약인데, 피로와 권태감이 심하거나, 특히 야간에 소변을 많이 보면서 목이 마르고 손발이 차거나, 하복부에 무력감이 있지만 위장이 튼튼하여 설사가 없는 사람에게 사용합니다. 소변이 잘 나오지 않고 변지경향인 사람에게 사용해도 좋습니다.

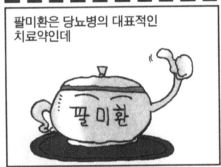

팔미환은 당뇨병의 대표적인 치료약인데

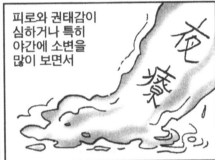

피로와 권태감이 심하거나 특히 야간에 소변을 많이 보면서

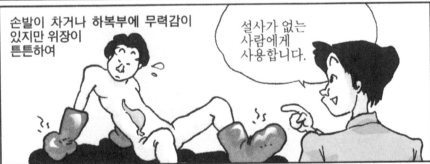

손발이 차거나 하복부에 무력감이 있지만 위장이 튼튼하여

설사가 없는 사람에게 사용합니다.

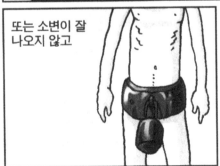

또는 소변이 잘 나오지 않고

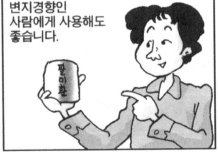

변지경향인 사람에게 사용해도 좋습니다.

배가 많이 나온 사람이 당뇨병에 걸렸을 때에 사용하는 방풍통성산

배가 많이 나온 사람으로서 어깨가 결리거나, 변비가 있거나, 맥과 복력이 강한 사람에게 사용합니다.

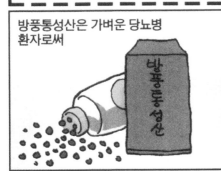

방풍통성산은 가벼운 당뇨병 환자로써

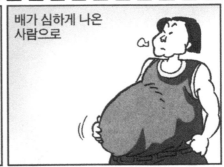

배가 심하게 나온 사람으로

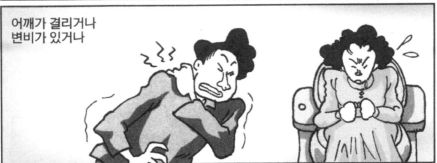

어깨가 결리거나 변비가 있거나

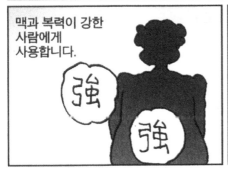

맥과 복력이 강한 사람에게 사용합니다.

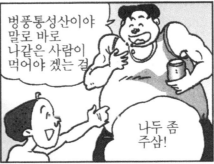

방풍통성산이야 말로 바로 나같은 사람이 먹어야 겠는 걸

나두 좀 주삼!

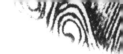

당뇨가 진행될 때에 좋은 사군자탕

당뇨병이 진행되어 몸이 쇠약하고 자주 피로하며, 안색이 나쁘면서 식욕이 없거나, 하지가 붓는 사람에게 사용합니다.

사군자탕은

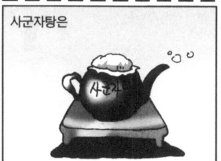

이제 막 당뇨가 진행되어

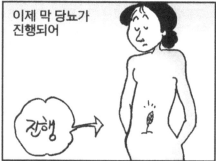

몸이 쇠약하고 자주 피로한 사람에게 사용되는 치료제입니다.

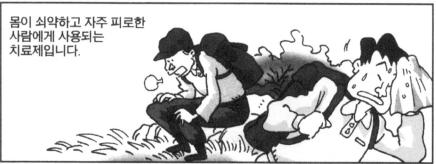

그리고 안색이 나쁘면서 식욕이 없거나

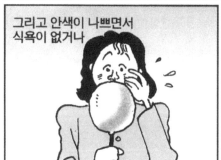

하지가 붓는 사람이 먹어야 할 치료제입니다.

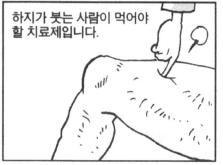

당뇨의 상태에 따라 치료하는 시호계지건강탕

안색이 나쁘고 체력이 약하거나, 목이 마르고 목 위로 땀을 많이 흘리거나, 구역질이 나고 오줌이 잘 나가지 않거나, 입안이 씁쓸하거나, 숨이 가쁜증상이 있는 사람에게 사용합니다.

시호계지건강탕은

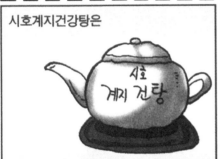

안색이 나쁘면서 체력이 약하거나

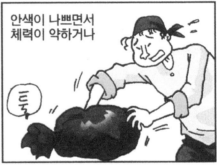

목이 마르고 목 위로 땀을 많이 흘리거나 구역질이 나고 오줌이 잘 나오지 않거나

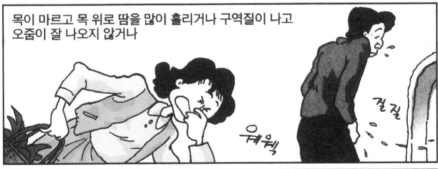

입안이 씁쓸하거나

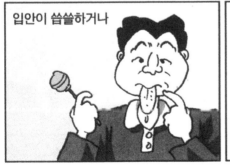

숨이 가쁜증상이 있는 사람에게 사용하는 치료제 입니다.

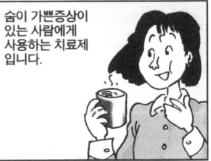

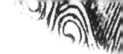

가벼운 당뇨에 좋은 오령산

목이 말라서 물을 많이 마시지만 물을 마시면 잘 토하고, 또 소변양이 적으며 설사를 하고, 자주 땀을 흘리는 사람에게 사용합니다.

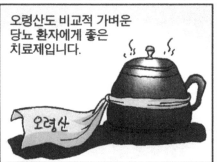

오령산도 비교적 가벼운 당뇨 환자에게 좋은 치료제입니다.

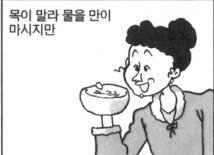

목이 말라 물을 만이 마시지만

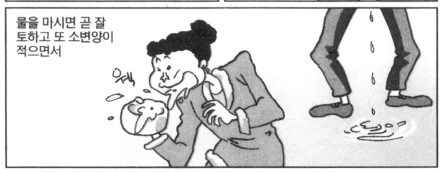

물을 마시면 곧 잘 토하고 또 소변양이 적으면서

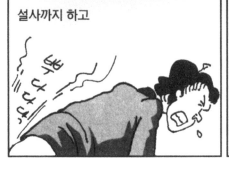

설사까지 하고

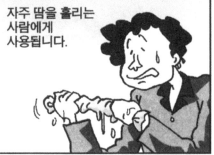

자주 땀을 흘리는 사람에게 사용됩니다.

체험으로 당뇨를 고친
동의보감 민간요법 79가지

당뇨의 민간요법

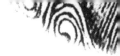

민간요법이란?

민간요법은 구전으로나 생활의 경험으로부터 비롯되어 사용 되어온 그 민족만의 독특한 질병치료법으로 과학이 발전하지 않은 때의 치료방법을 말합니다.

과학이 발달되기 이전부터 인간은 자연을 이용한 질병의 치료와 예방법을 터득하여 건강을 유지하고 장수를 누려왔던 것입니다. 더구나 첨단 의학기술이 발달된 현실에서조차 민간요법이 사라지지 않고 도리어 그 관심사가 한층 더 높아지고 있습니다. 그것은 오랜 경험으로 통한 치료법과 예방법으로 인하여 부작용이 거의 없기 때문이라고 생각합니다.

중국고대의학서에는 "약물로써 병사(病邪 : 질병의 원인이 되는 몸의 나쁜 기운)를 공격하며, 다섯 가지 곡식(쌀, 보리, 콩, 조, 기장)으로 오장육부를 영양하고, 다섯 가지 과일(복숭아, 자두, 살구, 밤, 대추)로써 이를 돕고, 다섯 가지 나물로써 그 작용을 보하고 다섯 가지 가축으로 그 힘을 더 한다"라고 적혀있습니다. 즉 인간들이 자연을 완벽하게 이용했음을 알 수가 있습니다.

누가 그 어떤 질병을 낫게 하는 치료와 예방차원의 민간요법을 개발했는지는 모르겠지만 그 효험에 대해선 현대의학에서조차 풀지 못하는 숙제들이 있습니다. 더구나 오랜 세월동안 체험으로 축적된 민간요법들이 예로부터 의사나 자연과학자들에게 많은 호기심을 자아냈던 것도 사실입니다.

허준의 <동의보감>에 "지역마다 발생되는 질병들이 있는데 그 지역엔 분명하게 그 질병을 치료하는 약초가 있다"고 적혀있습니다. 즉 음양이 함께 존재한다는 것으로 지역마다 환경과 질병에 관련된 특수한 치료법이 있다는 것입니다. 예를 들어 생강을 먹으면 구역질이 멎고, 땀띠에는 복숭아 나뭇잎이 효과가 있는 것 등을 말합니다. 또한 외국의 경우 말라리아가 만연했던 지역에선 키니네나무를 말라리아치료제로 이용했고, 열대성기후의 지중해 연안에선 피부를 보호하기 위해서 올리브나무 기름을 개발했던 것입니다.

그러나 질병의 고통에서 하루빨리 벗어나고자 주변사람들의 권유로 민간요법을 무조건 받아들였다가 그 질병이 도리어 악화되는 경우도 흔히 있습니다. 따라서 민간요법을 받아들인 땐 철저하게 자신의 질병과 관계된 것을 찾아 정확하게 실시해야 하는 지혜가 필요합니다. 특히 약초의 채취시기를 정확하게 지켜서 유효성을 최대한 높이는 것이 중요합니다. 예를 들면 칡뿌리는 새싹이 돋기 전인 이른 봄에, 패랭이꽃과 약용 쑥은 여름에, 구기자는 가을이 좋습니다.

약초를 채취할 때 가장 중요한 것은

첫째, 독성으로 인해 부작용을 유발할 수 있기 때문에 잘 판단해야 합니다.

둘째 정확한 치료의 체험을 확인한 후에 사용해야 합니다.

셋째 채취시기에 따라 효과가 달라질 수 있기 때문에 시기를 꼭 지켜야 합니다.

넷째 독성분이 함유되어 있는 약재는 전문가의 조언을 받아서 독을 제거한 후에 사용해야합니다.

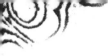

민간요법과 한방요법의 차이

민간요법은 예로부터 치료효과가 있다고 전해오는 치료법을 일반민간에서 사용하는 것을 말합니다. 한방요법은 고대중국에서부처 발달한 전통동양의학을 말합니다.

한마디로 음양오행이라는 동양철학에 근거를 둔 것입니다. 따라서 한방의학과 민간요법은 신체의 생명현상을 조정해 내적인 생명력을 배양한다는 점에서 일맥상통합니다.

약물 복용법

가루를 낸다거나 환을 만드는 등 여러 가지가 있지만 무엇보다 보편적인 것은 끓이는 탕약입니다. 이것은 성분의 추출이 용

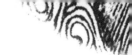

이하며 빠른 흡수효과와 함께 위장에 부담을 주지 않기 때문입니다. 그러나 탕약의 단점은 약재를 약탕기에 넣어서 달여야하는 번거로움이 있습니다.

당뇨병의 기초지식을 알아야
고칠 수가 있다

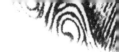

당뇨병의 증상

다음과 다뇨

혈중포도당의 농도가 높으면 포도당을 몸 밖으로 배설하기
위하여 수분과 함께 배설해야 하기 때문에 소변의 양이 많아지
며, 탈수가 되면 체내 수분의 양이 적어지기 때문에 입에서 갈
증이 생겨 물을 많이 마시게 됩니다.

다식

아무리 음식을 많이 먹어도 배가 고프고 살이 찌지 않는 것은 혈중의 포도당의 농도는 포화되어 있지만, 세포 내의 포도당의 부족이 나타나기 때문에 생리적으로 영양분을 요구하는 현상입니다.

체중감소

혈중포도당이 세포 내에서 원활하게 이용되지 않고 몸 밖으로 배설되면 체내에 에너지를 공급하기 위하여 몸에 저장된 글루코겐, 지방, 단백질 등이 이용되기 때문에 체중이 감소하게 됩니다.

전신권태

혈중에 포도당은 있지만 세포내의 포도당이 부족하기 때문에 전신이 피곤하고 나른하게 됩니다.

피부소양감

피부에 쌓인 당분이 말초신경을 자극하거나, 감염증에 대한 저항력의 저하로 인하여 피부에 나타나는 것으로 음부나 항문

부위에 많이 나타납니다. 그 외에도 농피증, 괴저, 옹저, 무좀, 습진 등도 많이 나타납니다.

치주 질환

말초혈액순환이 나빠짐에 따라 잇몸에 염증이 잘 생기고 출혈이 있으며, 치아가 갑자기 빠지는 경우도 있습니다.

당뇨병의 합병증 종류 🌸

당뇨가 무서운 것은 당뇨 그자체가 아니라 당뇨로 인해 합병증이 발병되었을 때인데 잘 낫지 않는 것으로 중풍, 고혈압, 동맥경화, 협심증, 심근경색, 안구질환, 신장병, 뇨독증, 말초신경증, 자율신경장애, 손과 발의 병, 고혈당성 혼수, 저혈당성 혼수 등입니다.

당뇨병성 혼수

인슐린 의존형의 경우는 혈중의 인슐린이 부족하여 당이 세포조직 내에서 감소되면 간에서 포도당을 계속 공급하여야 하는데, 결국 간에서 당성분이 없어지게 되면 다시 호르몬의 작용에 의하여 몸속의 지방산을 동원하여 당을 보충하게 됩니다. 체내의 지방이 간으로 몰려오게 되면 대사과정에서 케톤산이 증가하여 혼

수가 나타나게 되며 심하면 생명까지 잃을 수도 있습니다.

처치방법으로는 원인에 따라 빨리 인슐린을 투여하여야 합니다. 인슐린 비의존형인 경우는 감염이나, 이뇨제, 스테로이드제, 베타차단제 등을 잘못 투여하여 심한 고혈당, 고나트륨혈당, 고요소, 질소혈당으로 인해 탈수나 의식불명이나 혼수 등을 초래하게 됩니다.

당뇨병성 망막증

눈은 중년이후에 노화현상이 가장 빨리 오는 곳인데, 당뇨가 있으면 눈 주위에 있는 모세혈관이 순환이 잘되지 않아 눈에 관련된 결막염, 백내장, 녹내장, 망막출혈, 망막증 등이 더욱 빨리 나타납니다.

당뇨병성 신증

혈중에 당이 있으면 사구체, 신동맥 등에 경화가 생겨서 사구체 기저막의 증식, 신조직의 섬유화 등으로 급성신염, 만성신염, 신우신염, 신성 고혈압, 뇨독증 등이 나타납니다.

당뇨병성 신경증

당뇨병성 신경증에는 말초신경증과 자율신경장애가 있습니다. 사지말초신경에 장애가 오면 사지부에 저린증상이 나타나거나, 은근한 통증, 심하면 격심한 통증이 오며, 뇌신경에 장애가 오면서 안면마비, 청신경마비 등이 나타납니다.

자율신경에 장애가 오면 위, 대장, 소장, 심장, 혈관, 내분비선, 자궁, 방광 등의 기능에 영향도 끼치게 됩니다.

당뇨병의 발

신경증, 감염, 혈관장애가 복합하여 나타나는 것으로 압력을 많이 받는 곳이나, 경한상처에 의해 발생합니다. 예방법으로는 매일 살펴보고, 맨발로 걷지 않고, 뜨거운 물을 피하고, 알맞은 구두를 신고, 조이는 양말은 피하고, 발톱은 주의하여서 깎도록 합니다.

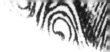

저혈당성 혼수

인슐린주사, 경구혈당강하제의 작용이 강하거나 알코올이 간의 당생성에 관련된 효소를 억제하거나 간이나 췌장부위의 종양 등에 의하여 나타납니다.

처치방법으로는 혈당검사를 하여 저혈당임을 확인한 후 설탕, 사탕, 포도당 등을 바로 공급해 주어야 합니다.

심, 혈관질환

혈당이용이 제대로 안되면 지방의 동원이 많아지면서 혈중에 지방이 증가되어 혈관에 침착하게 됩니다. 따라서 혈관의 내막이 상하고 혈소판이 붙어서 동맥경화가 나타나데 됩니다.

특히 심장의 관상동맥에서 동맥경화현상이 나타나면 관상동맥이 굳어져 탄력성이 없어지고, 혈관내강이 좁아져 혈액의 유통이 곤란해져서 가슴이 두근거리고 숨이 찬 관상동맥경화증이 나타나고, 심하면 격심한 통증이 있는 협심증, 심근경색증으로 진행됩니다.

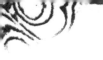

당뇨병의 진단

건강한 사람은 식후 30~60분 사이에 혈중포도당의 농도가 최고에 달해서 130㎎/㎗이고, 2시간 ~2시간 30분이 되면 70~90㎎/㎗이 유지됩니다. 혈중에 160~180㎎/㎗이상의 포도당농도가 유지되면 소변 중에 당이 검출됩니다.

당뇨병이라고 진단하는 것은 공복 시의 혈당이 140㎎/㎗이거나 식후 2시간의 혈당이 200㎎/㎗이상 일 때입니다.

소변검사는 스틱을 이용하여 간단히 측정할 수 있는 장점이 있지만 혈당치의 신속한 변화를 반영하지는 못합니다. 당뇨병 환자이면서 소변에 당이 없는 경우도 있고, 당뇨병이 아닌데도 소변에 당이 나오는 경우도 있기 때문에 소변검사로 당뇨병을 확진하기는 어렵습니다

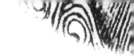

당뇨병의 치료법

사상의학에서는 당뇨가 나타나게 되는 원인 중에 가장 중요한 것은 과도한 스트레스가 원인이 되기 때문에 각각의 체질에 따라 마음을 안정시키는 것이 가장 중요합니다.

다음으로 식이요법을 정확하게 하여 자신에게 필요하고 알맞은 열량의 칼로리를 복용하면 되는데, 특히 자연식위주의 식사를 하는 것이 좋습니다.

마지막으로 지속적인 운동을 함으로써 몸의 순환을 높여주고 몸의 근육을 움직여 세포조직 내에서 포도당이 활용될 수 있게 하여야 합니다.

식이요법

혈당의 수치가 당뇨병에 근접해 있거나 가벼운 당뇨병인 경우에 가장 먼저 하는 방법입니다. 만약 식이요법만으로 혈당의 조절이 안 될 때에는 약물, 한약, 약침, 인슐린요법 등을 병행하여야 합니다.

양약요법

양방에서의 당뇨약은 식이요법, 운동요법, 한약 등과 함께 병행하다가 혈당의 수치가 점차적으로 감소되면 조금씩 약을 줄여나가다가 끊은 후 운동과 식이요법을 지속적으로 하면 됩니다.

인슐린주사요법

인슐린을 사용하는 경우는 당뇨약을 사용하지만 조절이 안 되는 경우에만 사용하는 방법인데, 이것 역시 식이요법이나 운동요법을 비롯해 한약 등과 함께 병행을 하다가 혈당의 수치가 점차적으로 감소되면 당뇨약을 복용하면 됩니다.

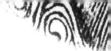

한방요법

한방요법은 체질에 따라서 당뇨가 나타나게 된 원인을 파악하여 치료하는데, 처음에는 당뇨약과 인슐린주사 등과 병행하다가 점차적으로 감소시키면 됩니다. 물론 식이요법과 운동요법은 중단 없이 꾸준히 함께 병행하여야 합니다.

운동요법

운동량이 부족하게 되면 근육이나 지방조직 같은 말초조직에서 포도당 이용률이 낮아지면서 당질이 지방으로 피하에 축적되어 비만을 초래하고, 이 비만증은 당뇨를 유발시킵니다.

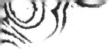

당뇨병관리 중에 일어날 수 있는 합병증

당뇨병관리 중에 일어날 수 있는 합병증은 저혈당증, 인슐린 알레르기, 인슐린저항증, 인슐린지방영양증. 인슐린 부종, 인슐린주사부위감염, 경구혈당강하제 등의 부작용이 있습니다.

당뇨병의 발

당뇨병의 합병증에서 반드시 강조되어야 할 것이 바로 당뇨병성 발입니다. 혈관합병증, 신경병증, 세균감염 등에 의해 발에 물집이 생기며, 염증이 생겨 쉽게 퍼지고, 괴사 등이 일어나면서 썩어 들어가는 합병증입니다.

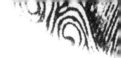

면역기능의 이상

당뇨병은 또한 몸 안의 면역기능에 이상을 초래하여 세균에 대한 면역능력을 저하시켜 여러 가지 감염에 무방비가 됩니다. 실제로 잘 낫지 않는 피부염이나 심한 질염을 호소하며 병원을 찾는 경우를 자주 봅니다. 모두가 당뇨병에 의해 면역이상이 초래된 탓입니다.

기타

당뇨병은 면역기능뿐만 아니라 지방이나 단백질대사에도 불균형을 초래합니다. 몸 안의 주된 콜레스테롤을 지나치게 높여 고지혈증, 동맥경화를 비롯한 여러 지방대사에서 이상을 초래시키면서 고혈압, 관상동맥질환, 심장질환들과 연관이 됩니다. 가끔 몸 안에 지방이 과다하게 많을 때에 눈가나 피부에 지방 덩어리가 나타나는 수가 있습니다. 이것을 지방 황색증이라고 부르는데, 이것을 두고 종양이 생긴 줄 알고 화들짝 놀라는 환자들도 있습니다.

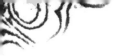

당뇨성 말초신경병

　우리나라의 당뇨 인구는 약 200만 명에 달하는 것으로 추산되고 있으며, 그 숫자가 점점 증가하는 추세에 있습니다. 이들 중 많게는 약 50%의 환자에서 신경합병증이 나타나는 것으로 알려져 있습니다. 당뇨병성 말초신경병은 다양한 임상양상을 보이는데, 이 가운데 가장 흔한 형태가 다발성말초신경병입니다.

　평소 엄격한 혈당조절을 통해서 당뇨병성 말초신경병의 발생을 어느 정도 예방할 수 있으며, 아울러 병의 진행까지 줄일 수가 있습니다. 그러나 이미 말초신경병이 발생되었다면 완전히 회복하기란 힘듭니다. 따라서 평소 엄격한 혈당조절을 통해서 사전에 말초신경합병증이 발생하지 않도록 주의를 기울이는 것이 최선입니다

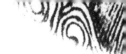

당뇨병성 말초신경병의 치료에 사용할 수 있는 약제로는 여러 가지 약물이 있지만, 이것들 모두가 장기적인 치료효과가 증명되지 않은 약들입니다. 그중에 Alrestatin이란 약물이 있는데, 이것은 지속적인 고혈당으로 야기되는 sorbitol의 축적을 방지함으로써 말초신경병의 치료에 도움이 될 것이라고 생각하고 있습니다.

말초신경병이 있는 환자자신이 해야 할 가장 중요한 사항은 발을 항상 청결하게 유지하면서 잘 관리해야 합니다. 그 이유는 감각이 감소되어 있는 상태이기에 발에 생긴 작은 상처 하나가 자신도 모르는 사이에 심각한 염증으로 번질 수가 있기 때문입니다. 따라서 수시로 발을 점검하고 항상 깨끗하게 유지하도록 주의를 기울여야 합니다.

말초신경병으로 생기는 감각이상은 적절한 약물로 많은 도움을 받을 수 있습니다. 그러나 병자체가 만성적인 까닭에 장기적인 치료를 요하기 때문에 불필요한 약물을 남용할 우려가 있습니다.

당뇨에 좋은 음식과
나쁜 음식

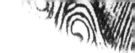

당뇨에 좋은 음식

곡류

　쌀, 좁쌀, 찹쌀, 옥수수, 수수, 율무, 기장, 밀, 보리, 메밀, 현미 등

　이 곡물들은 비장을 강하게 하고 원기를 보충하며, 비장과 위장을 튼튼하게 하고 비음을 자양하며, 몹시 심한 갈증을 가시게 하는데 효과가 있습니다. 게다가 약성을 완화시키므로 당뇨병 환자가 주식물로 섭취하는 것이 좋습니다. 곡류는 전분류 식품에 속하는데 소화된 후 점차 포도당으로 변화되고 혈액에 흡수되어 혈당을 상승시키는 것으로 알려져 있습니다. 그렇지만 하루에 너무 많이 먹어서는 안 되는데, 보통 하루에 20~240g이 적당하고, 4~5회로 나누어 먹는 게 좋습니다.

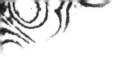

콩류

콩(두부, 콩국, 콩나물 등 콩 가공품 포함), 붉은팥, 검은콩, 녹두, 불콩, 광저기, 흰콩, 검은깨, 땅콩, 연밥 등

콩류는 비장을 튼튼하게 하고 원기를 보충하면서 폐와 신장을 북돋워줍니다. 또 특유의 향기가 있어 소화를 촉진시키고 부기를 가라앉히며 소변을 잘 나오게 합니다. 콩류에는 풍부한 단백질이 들어있는데, 단백질은 체내 각 조직의 중요성분이고 인슐린의 구성물질이기도 합니다. 또 콩과 콩 가공품에는 콜레스테롤을 낮추는 효능이 들어있어 당뇨병 환자에게 꼭 필요한 음식입니다. 그러나 콩류에 들어있는 식물성단백질 중에는 인체에 필요한 아미노산이 결핍되어 있는 경우가 있기 때문에 동물성단백질을 보충해 주어야만 합니다. 예를 들면 콩류식물을 주식으로 할 때는 약간의 생선이나 고기나 달걀 등을 곁들이는 것이 좋습니다.

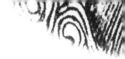

육류

돼지췌장, 돼지의 위, 돼지살코기, 개고기, 양고기, 쇠고기, 소의 위, 닭고기, 오리고기 등

육류는 맛이 좋을 뿐만 아니라 영양이 풍부하며 오장을 튼튼하게 하고 원기를 회복시키는 효능이 있습니다. 또한 영양가가 높을 뿐만 아니라 식욕을 촉진시키기 때문에 신체가 허약하고 여윈 당뇨병 환자에게 특히 좋습니다.

육류식품에는 우수한 단백질과 여러 가지 인체에 필요한 아미노산 등이 함유되어 있는데, 이들 영양성분은 인체에 쉽게 흡수되기 때문에 당뇨병환자에게 없어서는 안 될 식품입니다. 그렇지만 동물성지방에는 많은 포화지방산과 콜레스테롤이 함유되어 있기 때문에 과식할 경우 과지방혈증이 야기될 수도 있습니다. 따라서 당뇨병에 의한 심장혈관병증이 나타난 경우에는 피해야 하며 적량으로 제한하는 것이 좋습니다.

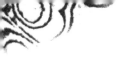

어류

잉어, 붕어, 은어, 뱀장어, 미꾸라지, 오징어, 문어, 해삼, 새우, 남생이, 자라, 게, 우렁이, 황조기, 병어, 농어, 메기, 갈치, 굴, 전복, 맛조개살, 섭조개 등

어류는 약성이 온화하며, 비장과 폐를 튼튼하게 하고 간을 자양하며 혈액을 풍부하게 하는 효능이 있습니다. 이들 중 해삼이나 민물새우 등은 신장을 강화하면서 양기를 북돋워주고, 전복은 간을 자양하여 시력을 매우 좋게 해줍니다. 특히 당뇨병에 임포텐스가 병발한 경우나, 당뇨병에 고혈압이 병발한 경우나, 당뇨병에 실명이 병발한 경우에 좋습니다.

어류는 맛이 대단히 좋을 뿐만 아니라 영양 또한 풍부하며, 동물육류보다 소화흡수가 잘됩니다. 그밖에 어류에 함유되어 있는 지방은 대부분 불포화지방산으로 육류처럼 과지방혈증을 일으키지 않습니다. 그렇기 때문에 나이가 많은 당뇨병환자나 심장혈관병증이 병발한 환자에게는 어류식품이 좋습니다. 생선의 고기 (특히 물고기의 정자)는 인슐린의 중요한 원료가 됩니다.

채소류

호박, 조롱박, 파, 부추, 마늘, 갓, 양배추, 미나리, 무, 당근, 죽순, 목이버섯, 표고버섯, 가지, 오이, 양파, 배추, 비름, 쑥갓, 시금치, 낙규, 넘나물, 구기자 나뭇잎, 김, 토마토 등

박과 식물의 열매와 채소식물인 부추, 파, 마늘, 표고버섯 등은 약성이 따뜻해서 비장과 위장을 따뜻하게 하여 기의 순환을 촉진시켜줍니다. 식욕과 소화를 촉진하는 효능이 있는 것을 제외하면 대부분 맛이 달고 성질이 서늘하며, 체액의 분비를 촉진하여 갈증을 가시게 하고 열을 내리게 하며, 답답한 것을 없애고 대소변이 잘 나오게 하는 효능이 있습니다.

채소류에는 인체에 꼭 필요한 미량의 원소와 비타민 및 무기염류가 풍부하게 함유되어 있습니다. 당뇨병환자의 음식에는 반드시 풍부한 비타민이 들어 있어야 하는데, 이것은 인체의 당대사를 촉진시킬 수 있기 때문에 채소는 당뇨병환자 특히 비만형환자에게 적합합니다.

이밖에 채소류에 들어있는 식물성지방은 대부분 불포화지방산이고 콜레스테롤을 낮추며 동맥죽상경화증을 예방합니다. 대부분의 박과 식물의 열매와 채소(토란, 연뿌리, 신선한 누에콩, 신선한 완두, 감자 등은 제외)는 당뇨병에 유익합니다. 따라서 식후에도 여전히 배가 고픈 당뇨병환자의 경우에는 간식으로 박과 식물의 열매와 채소를 많이 섭취하는 것이 좋습니다.

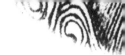

당뇨에 해로운 음식

설탕이나 꿀에 잰 과일, 사탕, 아이스크림 등

저혈당일 때를 제외하고는 해롭기 때문에 가려서 먹어야 합니다. 단당류와 자당은 가수분해가 쉽고 흡수가 잘되며 혈당을 갑자기 상승시키기 때문입니다. 과일에는 과당과 포도당이 함유되어 있고 소화흡수 역시 잘되며, 혈당을 갑자기 상승시키기 때문에 당뇨병 환자들은 일반적으로 과일을 많이 먹어서는 안 됩니다.

그렇지만 과일에는 풍부한 비타민과 광물질이 들어있기 때문에 적당히 섭취하면 유익할 수도 있습이다. 또 붉은 대추, 산사나무의 열매, 사과, 유자, 오렌지, 레몬, 석류 등은 혈액지질을 낮추고 동맥경화를 예방하며 모세관 취약성을 낮추는 작용을 합니다. 그렇기 때문에 당뇨병의 병세가 비교적 가벼운 환자는 당량이 적게 들어있는 과일을 선택하여 적당히 먹는 것이 좋습니다.

그밖에 동물의 기름진 고기, 간, 골, 창자, 달걀노른자 등에는 콜레스테롤이 많이 들어있기 때문에 비만인 환자는 피해야 합니다. 또 기름에 튀긴 식품 은 그 속에 들어 있는 불포화지방산이 활성산소를 만들기 때문에 너무 많이 먹으면 인슐린의 상대적 또는 절대적 부족을 일으키거나 병세를 악화시키며, 심지어는 급성대사성병발증을 야기하기도 합니다. 따라서 이런 음식은 적게 먹어야 합니다.

동의보감에 의한
체험 당뇨병 정확히 치료하기
79가지 비법

초판 1쇄 인쇄 2021년 6월 10일
초판 1쇄 발행 2021년 6월 15일

편 저   대한건강증진치료연구회
발행인   김현호
발행처   법문북스(일문판)
공급처   법률미디어

주소   서울 구로구 경인로 54길4(구로동 636-62)
전화   02)2636-2911~2, 팩스 02)2636-3012
홈페이지 www.lawb.co.kr

등록일자   1979년 8월 27일
등록번호   제5-22호

ISBN 978-89-7535-950-7(03510)

정가   16,000원